ウルトラ図解

オールカラー 家庭の医学

高尿酸血症・痛風

尿酸値を下げて、痛風発作と合併症を防ぐ

監修 細谷 龍男
東京慈恵会医科大学名誉教授

法研

はじめに　～尿酸値をコントロールして、痛風と危険な合併症を防ぐ～

かつては「ぜいたく病」などとよばれ、日本人にはめったにみられなかった痛風ですが、今や誰もがかかりうる一般的な病気へと様変わりしました。その背景には、食生活の欧米化をはじめとする生活習慣の変化が大きく影響しています。痛風の基礎には、必ず高尿酸血症という病気が存在しますが、生活習慣の変化にともなって高尿酸血症が急増したのです。その傾向は現在も続いており、近年、高尿酸血症の患者数は1000万人にのぼるともいわれています。

その一方で、これまで高尿酸血症は、痛風の病因という位置づけで語られることが多かったように思います。たしかに、尿酸値が高いというだけでは、自覚症状はほとんどみられません。それにくらべて痛風発作は激しい痛みをともないますから、誰もが恐れ、避けたいと願うものです。しかし、どんなに痛みがひどくても命をとられることはありません。実は、高尿酸血症の本当に恐いところは、尿酸値が高いまま放置していると、慢性腎臓病や脳・心血管障害などといった命にかかわる重大な合併症が静かに進行してしまうことにあるのです。

近年はさまざまな研究から、高尿酸血症が肥満やメタボリックシンドロームと関連していることもわかってきました。高尿酸血症を単なる痛風の病因として捉えるのではなく、これからはメタボリックシンドロームやさまざまな生活習慣病全体の枠組みのなかで捉え、予防や治療の重要性を理解していくことが大切です。

高尿酸血症と診断されたら、恐ろしい合併症で充実していた人生を奪われたり、何よりも大切な命を落とすことのないよう、尿酸値を正しくコントロールしていく必要があります。そのためにもっとも有効な治療手段が、「生活改善」と「薬物療法」です。そして、これらの尿酸値をコントロールするための治療は、生涯をかけた治療になるということを忘れてはなりません。適切な治療を怠らなければ、痛風発作で苦しむことも、合併症で命を落とすこともなく、健康な人と同じように暮らすことができるのです。

本書では、高尿酸血症と痛風について、とくに高尿酸血症については痛風と同等あるいはそれ以上に重きを置いて、病気のメカニズムから最新の薬物療法、生活改善のポイントまでをわかりやすく解説しています。痛風に悩む人はもちろん、尿酸値が高めと指摘された人にも、ぜひ本書を読んでいただき、痛風発作や合併症の予防に役立てていただければ幸いです。

細谷龍男

平成27年11月20日

第1章 高尿酸血症・痛風とは、どんな病気？

高尿酸血症・痛風は、生活習慣病 12

- 日本人の尿酸値増加の経緯は 12
- 痛風予備群は1000万人？ 14

高尿酸血症・痛風になりやすい人は 16

- 性別と年齢の特徴は 16
- 食生活の習慣は 18
- 運動習慣は 20
- ストレスの蓄積は 22
- 性格と遺伝 24

第2章 病気の進行に気づかない高尿酸血症

高尿酸血症とは 26

- 尿酸値7・0㎎／dLを超えると高尿酸血症 26
- 高尿酸血症には2つのタイプがある 28

尿酸がすべての元凶 30

●尿酸はどうしてできる? 30
●体内でプリン体がつくられるしくみ 32
●体内にためられる尿酸の量は限りがある 34
●尿酸は腎臓で処理されて排泄される 36
●尿酸値がもたらす、腎機能への影響 38
●尿酸値を上げる3つのタイプ 40

尿酸値が上昇する原因 42

●肥満は尿酸値を上げるもとになる 42
●メタボリックシンドロームとの関係は? 44
●ストレスの蓄積や激しい運動にも要注意! 46

尿酸値を上昇させる病気と薬 48

●尿酸値を上げる病気 48
●尿酸値を上げる薬 50

高尿酸血症の合併症 52

●糖尿病 52
●高血圧 54
●脂質異常症 56
●動脈硬化〜脳・心血管障害 58
●腎障害①〜痛風腎 60
●腎障害②〜慢性腎臓病、慢性腎不全 62
●尿路結石 64
☆コラム 低尿酸血症 66

第3章
突然、激痛が襲う！痛風の正体は

痛風とはどんな病気？ 68
- 高い尿酸値を放置すると 68
- 白血球と尿酸結晶の戦いが痛風発作の原因 70
- 痛風発作が起こる部位は 72
- 発作が起こりやすいシーンは 74

痛風の症状は 76
- 前触れなく突然、激痛が… 76
- 痛みが治まっても痛風は発症したまま 78
- 痛風の症状が出ない無症候性高尿酸血症 80
- 更年期を迎える女性や若者も痛風予備群になる 82

発作が起きたときの対処法は 84
- まずは患部を高くして冷やす！ 84
- 発作中はできるだけ安静に 86

痛風と間違えやすい病気 88
- 関節が痛む病気はいろいろある 88
- 関節リウマチ・変形性関節症 90
- 偽痛風・化膿性関節炎・外反母趾 92

第4章

高尿酸血症と痛風の診断と治療

高尿酸血症の診断と治療法 96
- 治療の柱は生活改善と薬物療法 96
- 生活改善で尿酸値が下がらなければ薬物療法へ 98

発作が起きたら専門医へ受診を！ 100
- 痛みがやわらいでも放置しない！ 100

痛風の診断基準は 102
- 痛風と他の病気との鑑別をする 102

治療のための詳しい検査 104
- 痛風の病状を確認する検査 104
- 合併症の有無を確認する検査 106

痛風の治療は生涯かけて行う 108
- 治療の流れ 108

治療に使われる薬 110
- 発作の激痛を抑える薬 110
- 発作を未然に防ぐ薬 112
- 尿酸値をコントロールする薬 114

痛風薬を使うタイミングと注意点 116
●抗炎症薬とコルヒチンの場合 116
●尿酸降下薬の場合 118
再発予防のための日常の心得 120
●生活改善と薬の服用を 120

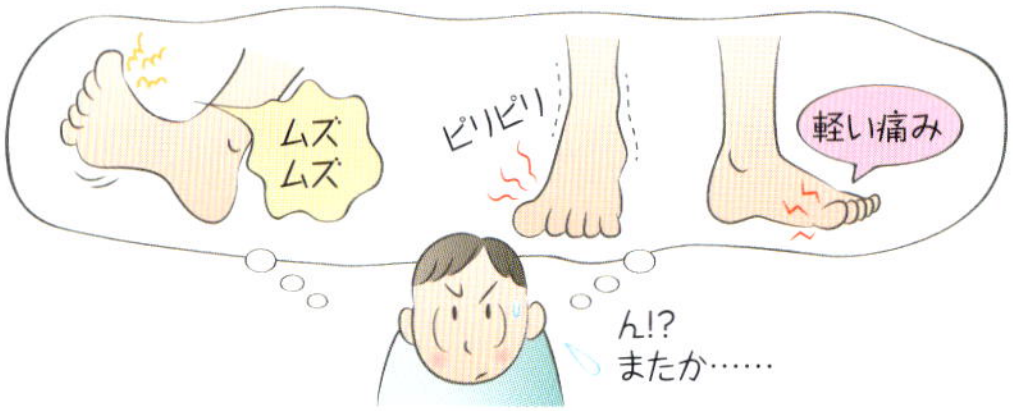

第5章
高尿酸血症・痛風の治療で最も重要な「生活改善」

まずは、生活習慣を見直そう 122
●尿酸値を上げる生活をチェックしよう! 122
●生活習慣の改善のポイントは? 124
食事療法が大きな役割をもつ 126
●正しい食習慣を心がける 126
●栄養のバランスとカロリーオーバーに注意する 128

●食品に含まれるプリン体を気にする 130
●果糖のとりすぎに要注意！ 132
●尿をアルカリ化する食品を積極的にとる 134
●十分な水分補給をする 136
●アルコールは適量を守る 138
●塩分は控えめに 140
●脂質の選び方 142
●外食時のメニューの選び方 144
運動で肥満を予防する 146
●適度な運動が肥満・高尿酸血症を防ぐ 146
●ベストは軽めの有酸素運動 148
●生活活動で運動量を増やすコツ 150
ストレス対策もしっかりと 152
●ストレスの原因を見つけ、ためこまない 152
●上手にストレスを解消する 154
自己管理が再発予防の決め手 156
●尿酸値を上げずに、快適な生活を過ごす 156

【装丁・本文デザイン】㈱イオック
【図解デザイン・イラスト】コミックスパイラる／㈱イオック
【編集協力】アーバンサンタクリエイティブ／榎本 和子

第1章

高尿酸血症・痛風とは、どんな病気？

かつて日本人にはめずらしい病気だった高尿酸血症・痛風が、近年急増しています。なぜ、日本人の尿酸値は上昇してしまったのでしょうか？　いくつかの危険因子から、痛風増加の背景が見えてきます。

高尿酸血症・痛風は、生活習慣病

日本人の尿酸値増加の経緯は

近年、健診や人間ドックで「尿酸値が高め」と指摘される人が急増しています。そもそも「尿酸値が高め」とは、どういう状態なのでしょうか？

「尿酸値」というと、その名称から「尿の酸性度を示しているのではないか」と思われる人もいるようですが、そうではありません。尿酸値とは、血清尿酸値または血中尿酸値とも呼ばれ、血液中に尿酸という物質がどれくらい含まれているかの値です。つまり、血液中の尿酸の値が基準値を超えたときに、「尿酸値が高め」と指摘されるわけです。このような状態を医学的には「高尿酸血症《こうにょうさんけつしょう》」といいます。

高尿酸血症を放置していると、やがて足の親指のつけ根などに激痛の発作を起こします。これが「痛《つう》風《ふう》」という病気です。

実は、明治以前の日本には、痛風患者はほとんど見られなかったといいます。欧米の先進国では、当時から痛風にかかる人が多かったようですが、日本で痛風にかかるのはごく限られた富裕層の人だけ。一般庶民とは縁のない病気でした。

ところが、1960〜1970年代の高度成長期を境に、日本の痛風患者数は急増します。厚生労働省の国民生活基礎調査によると、1986年の全国の痛風患者数（通院者数）は25・4万人に。その後も患者数は増え続け、2013年には4倍を超える106・3万人となり、現在も増え続けていると思われます。

ここで注意しなくてはならないのは、痛風の基礎には必ず高尿酸血症があるということです。痛風が急増しているということは、基礎疾患である高尿酸血症はさらに増えていると予測されます。

「痛風」の基礎には必ず「高尿酸血症」がある

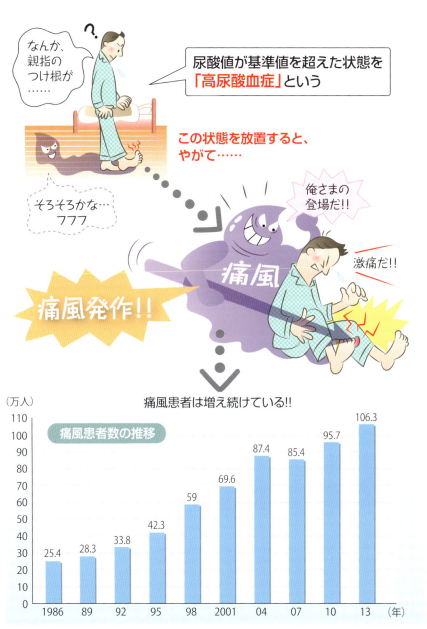

痛風患者は増え続けている!!

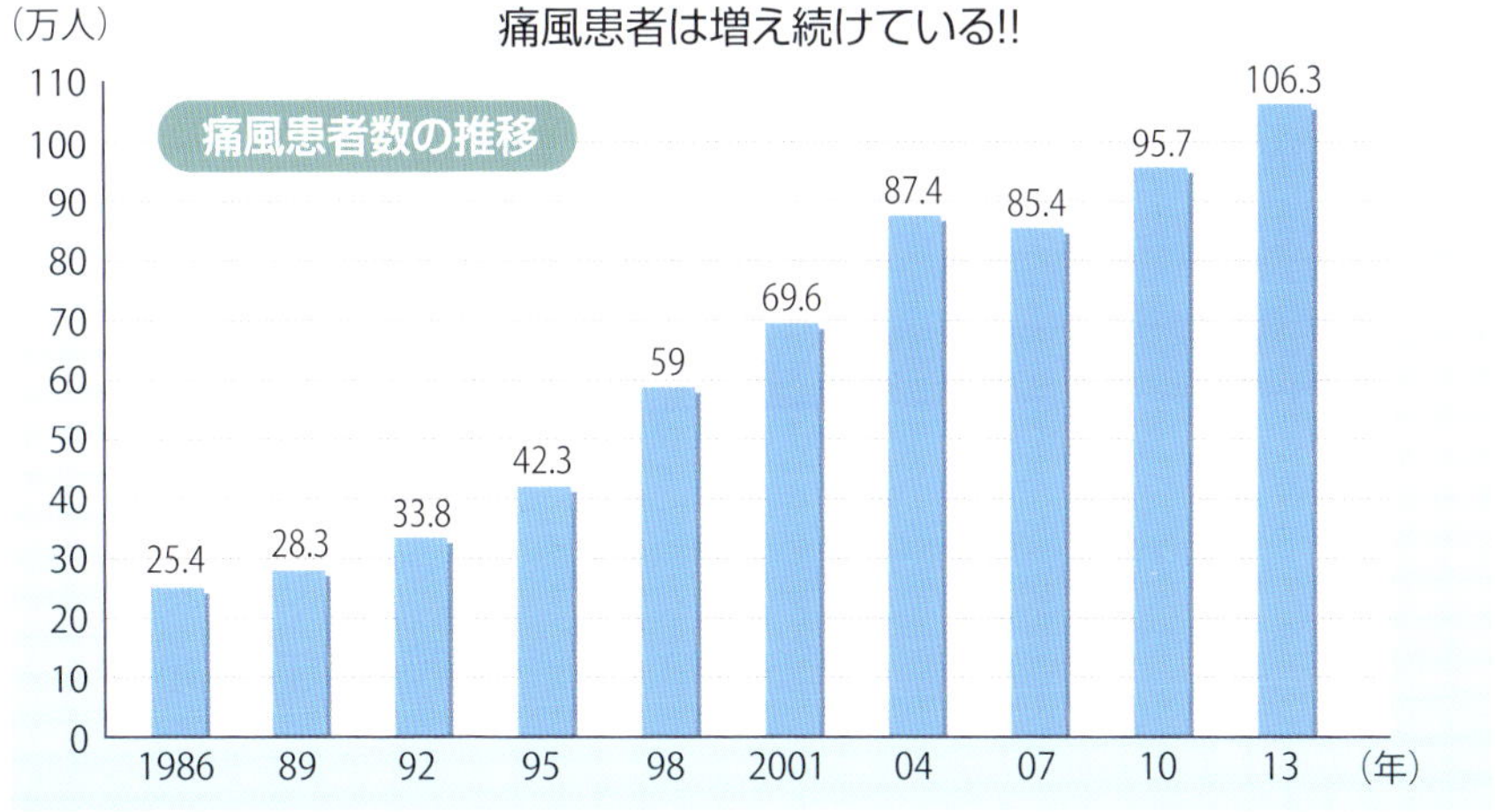

※厚生労働省の国民生活基礎調査より

痛風予備群は1000万人？

高尿酸血症とは、前述したように、血液中の尿酸値が基準値を超えている状態をいいます。ただ、高尿酸血症には、これといった自覚症状はありません。

通常、体内の尿酸は、産生と排泄のバランスを保ちながら、常に一定の量に保たれるようになっています。ところが、産生が過剰になったり、排泄がうまくいかなくなったりしてバランスが崩れると、一定量を超えてしまいます。一定量を超えた尿酸は、血液中に溶け切らず、結晶をつくりやすくなります。この結晶がからだのあちこちの関節部分にたまり、炎症を起こすと、激痛発作をともなう痛風関節炎（発作）を発症するのです。

高尿酸血症でありながら、痛風の発作を起こしていない人は、まさに〝痛風予備群〟といえます。痛風患者が100万人を超えている今、その予備群は500万人とも、1000万人ともいわれています。はっきりした患者数が把握されていないのは、国民全員が健診などで尿酸値を測定しているわけではないからです。

では、なぜ高尿酸血症や痛風はここまで増えてしまったのでしょうか？

痛風が急増した時期に遡ると、その原因が見えてきます。1960～1970年代の高度成長期は、日本人の生活が急速に欧米化した時期と重なります。食生活も例外ではなく、低脂肪、低たんぱく、低カロリーの和食中心だった日本人の食生活は、高脂肪、高たんぱく、高カロリーの欧米食へと一変しました。また、人々の生活が豊かに、便利に、そして忙しくなったことも無関係ではありません。甘いものやアルコール摂取量の増加、運動不足、肥満、ストレスなどが、高尿酸血症や痛風の発症に大きく影響していると考えられます。

つまりは、高尿酸血症も痛風も、生活習慣病*の1つだということです。

用語解説　生活習慣病　糖尿病、高血圧、脂質異常症など、その発症や進行に食生活、運動、喫煙、飲酒、休養などの生活習慣が関与するとされる病気の総称。

生活習慣の変化が日本人の尿酸値を上げた?!

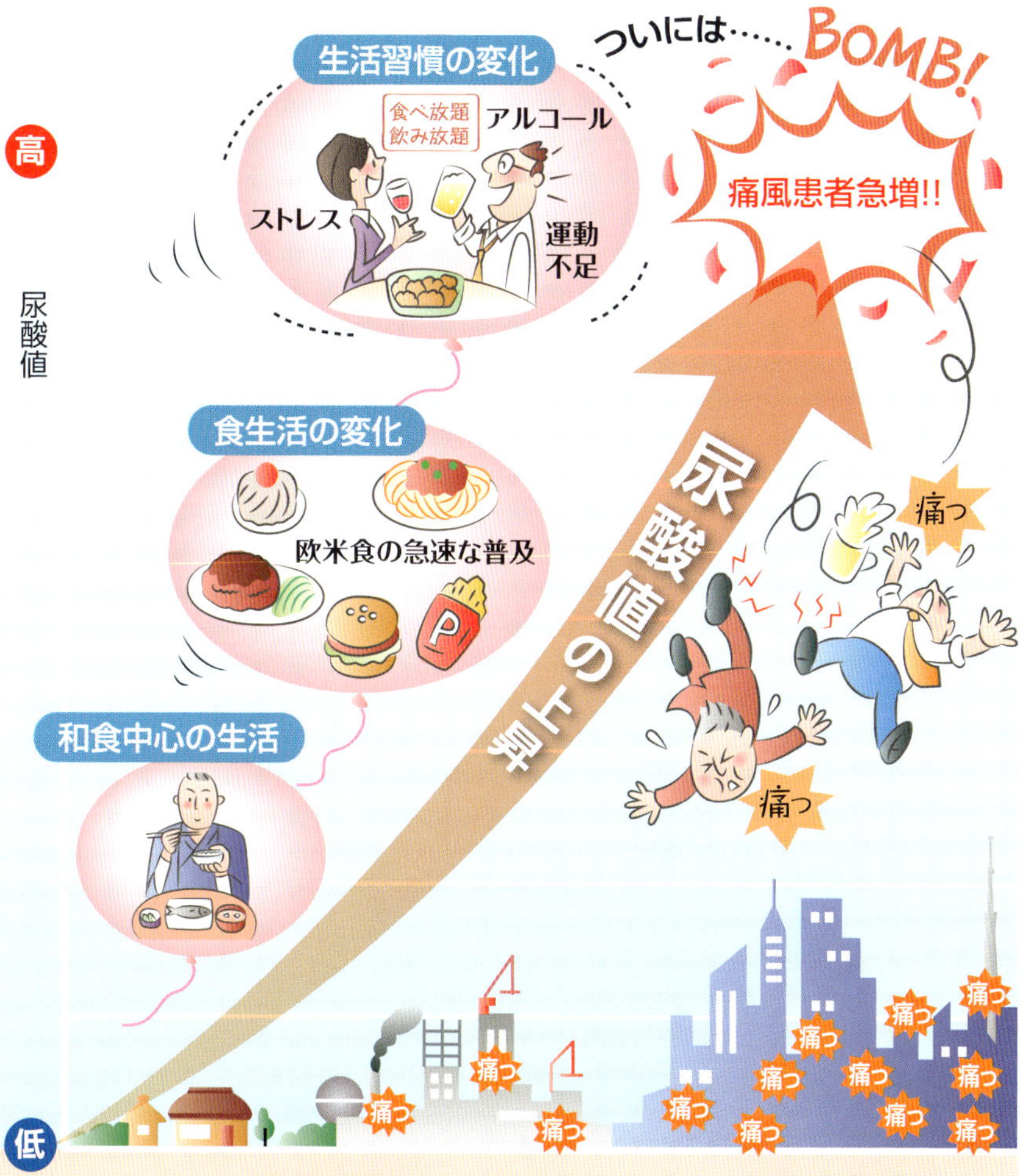

………… 高度成長期 ……… バブル ……… そして現在 ……

さらに…

日本人の痛風予備群(高尿酸血症は)……
1000万人?! ともいわれている

高尿酸血症・痛風になりやすい人は

性別と年齢の特徴は

高尿酸血症・痛風には、いくつかの特徴と危険因子がわかっています。

最も大きな特徴は性別にあり、患者のほとんどが成人男性だということです。高尿酸血症・痛風患者の約99%が男性です。

これには、女性ホルモンが関係しています。女性ホルモンの1つであるエストロゲン*には、尿酸の排泄を促す作用があり、これが尿酸値の上昇を抑えていると考えられます。しかし、更年期になって閉経すると、エストロゲンの分泌が低下するため、尿酸値が上がりやすくなります。事実、閉経前の女性の高尿酸血症は1%程度ですが、閉経後の50代以後になると約3%に増加し、高齢女性が痛風発作を発症することもまれではありません。

一方、年齢的な特徴は、時代とともに変化しています。ただ、大きくは成人以降に発症することがほとんどです。男性の尿酸値は、思春期を迎えると急激に上昇します。そのため、思春期以前の男性には、高尿酸血症も痛風もほとんどみられません。思春期を過ぎた男性は、その後、何らかの原因で尿酸値が一定量を超えたときに高尿酸血症となり、さらにその状態を何年も放置すると、ある日突然、痛風発作におそわれることになるのです。

ひと昔前は、痛風といえば「中高年の病気」であり、発症のピークは50代にありました。ところが、近年はそのピークが30代まで下がってきています。高尿酸血症・痛風の発症が若年化しているということです。原因としては、飽食の時代の影響で肥満がかかわっています。

用語解説 エストロゲン　卵巣から分泌される女性ホルモンの1つ。40歳前後に分泌が低下しはじめ、閉経後は著しく分泌が低下する。

もともと男性は痛風になりやすい体質をもっている

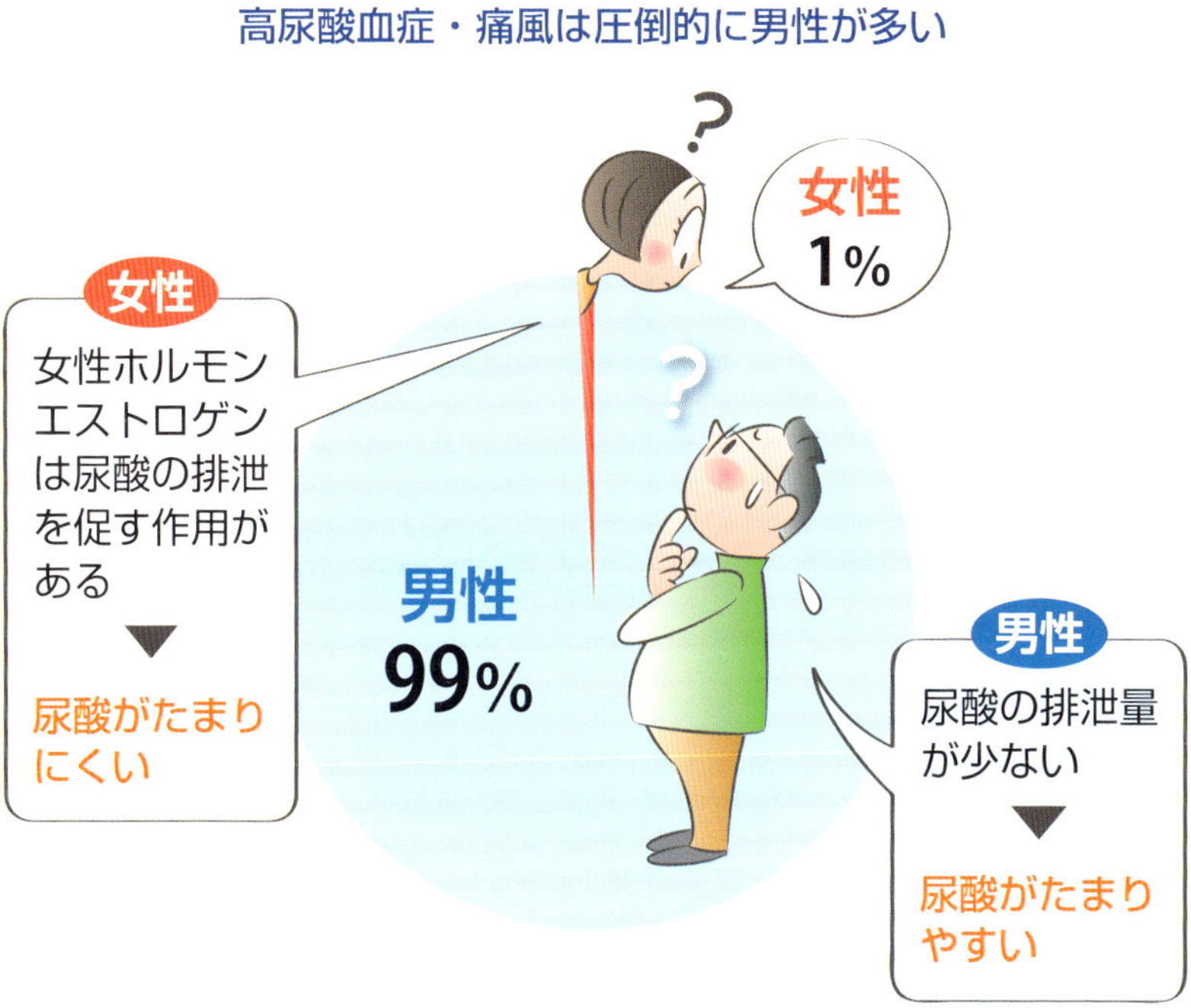

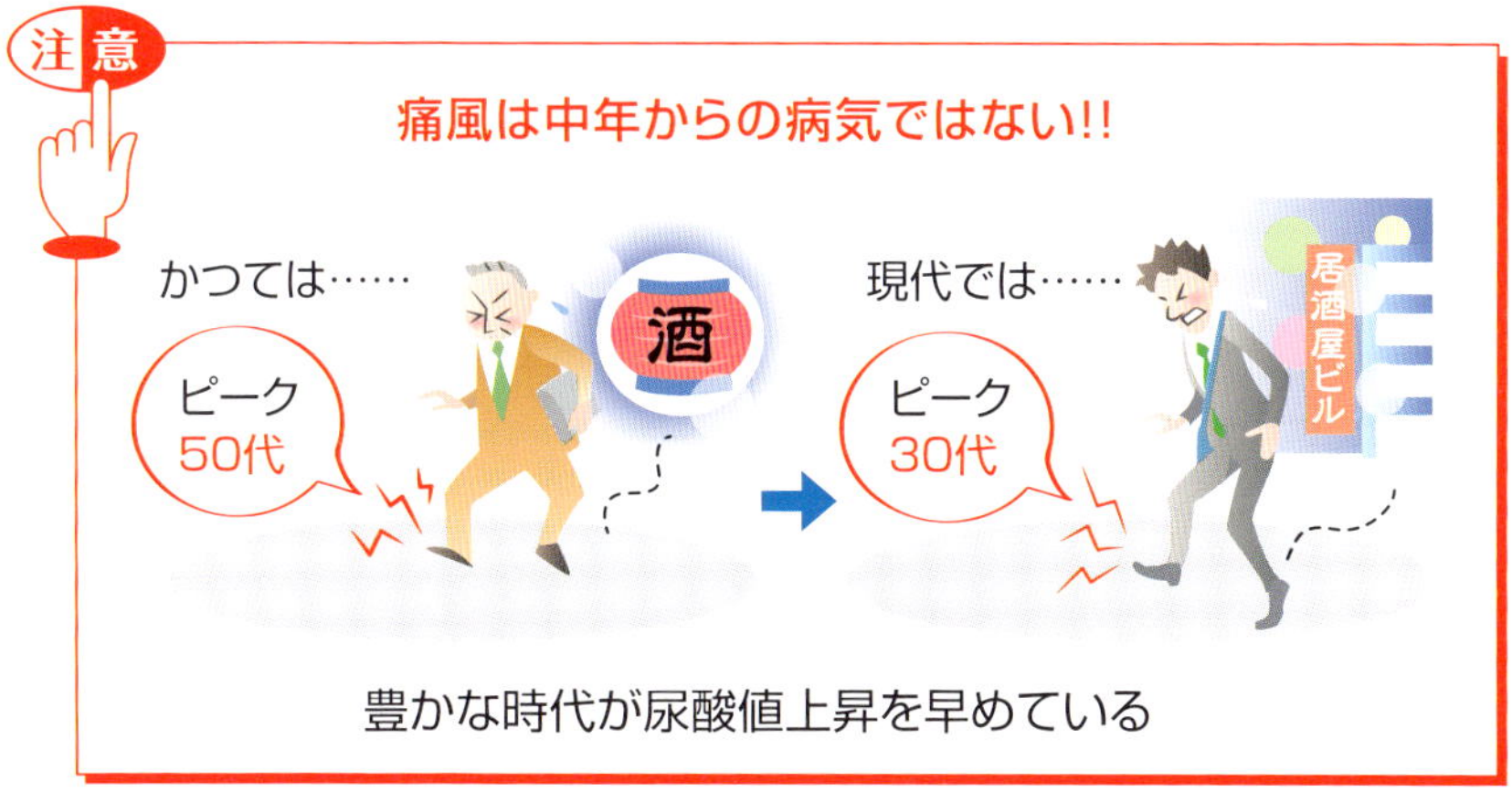
注意
痛風は中年からの病気ではない!!
かつては……
ピーク
50代
酒
現代では……
ピーク
30代
居酒屋ビル
豊かな時代が尿酸値上昇を早めている

食生活の習慣は

わが国では、戦後の食生活の欧米化を期に高尿酸血症や痛風が急増しました。動物性食品中心の高脂肪、高カロリーの食生活が、その一因と考えられています。時を同じくして増加しているのが肥満や糖尿病、脂質異常症、高血圧といった生活習慣病です。食生活と尿酸値の関係について見てみましょう。

高脂肪や高カロリーの食生活が尿酸値を上げる原因は、2つに分けて考えられます。1つは、「プリン体」という物質です。最近は「プリン体ゼロ」*をうたったお酒なども登場しているので、その言葉自体はみなさんも耳にしたことがあるのではないでしょうか？　しかし、プリン体の正体を正しく理解している人は、まだまだ少ないようです。

プリン体とは、尿酸のもとになる物質です。尿酸は、体内にあるプリン体が分解されるときに生じる、いわば老廃物なのです。尿酸の大部分は、体内で細胞の新陳代謝によってつくられるプリン体から合成されているのですが、食品に含まれるプリン体からも尿酸がつくられます。動物性食品をはじめとする高カロリー食品やアルコールは、とくにプリン体を多く含んでいるため、過食や美食、飲みすぎはプリン体のとりすぎにつながるといえます。また、アルコールは体内でのプリン体合成を促し、尿酸の排泄を抑制することもわかっています。

ただ、実際には食品からとるプリン体の影響はそれほど大きくありません。それよりも影響が大きいのは、もう1つの原因、高脂肪食、高カロリー食による肥満です。尿酸値は肥満度に比例して上昇する傾向があり、実際に肥満のある人の約7割に高尿酸血症がみられます。肥満は糖尿病や脂質異常症、高血圧といった生活習慣病の元凶といわれますが、高尿酸血症も例外ではないということです。

また、果糖のとりすぎ（132頁参照）も、からだの中のプリン体の増加や肥満につながります。

用語解説　プリン体ゼロ　プリン体を含まないという意味。最近はプリン体ゼロのほか、プリン体をごく少量まで減らした「プリン体カット」などをうたったお酒がある。

尿酸値を上げる2つの原因

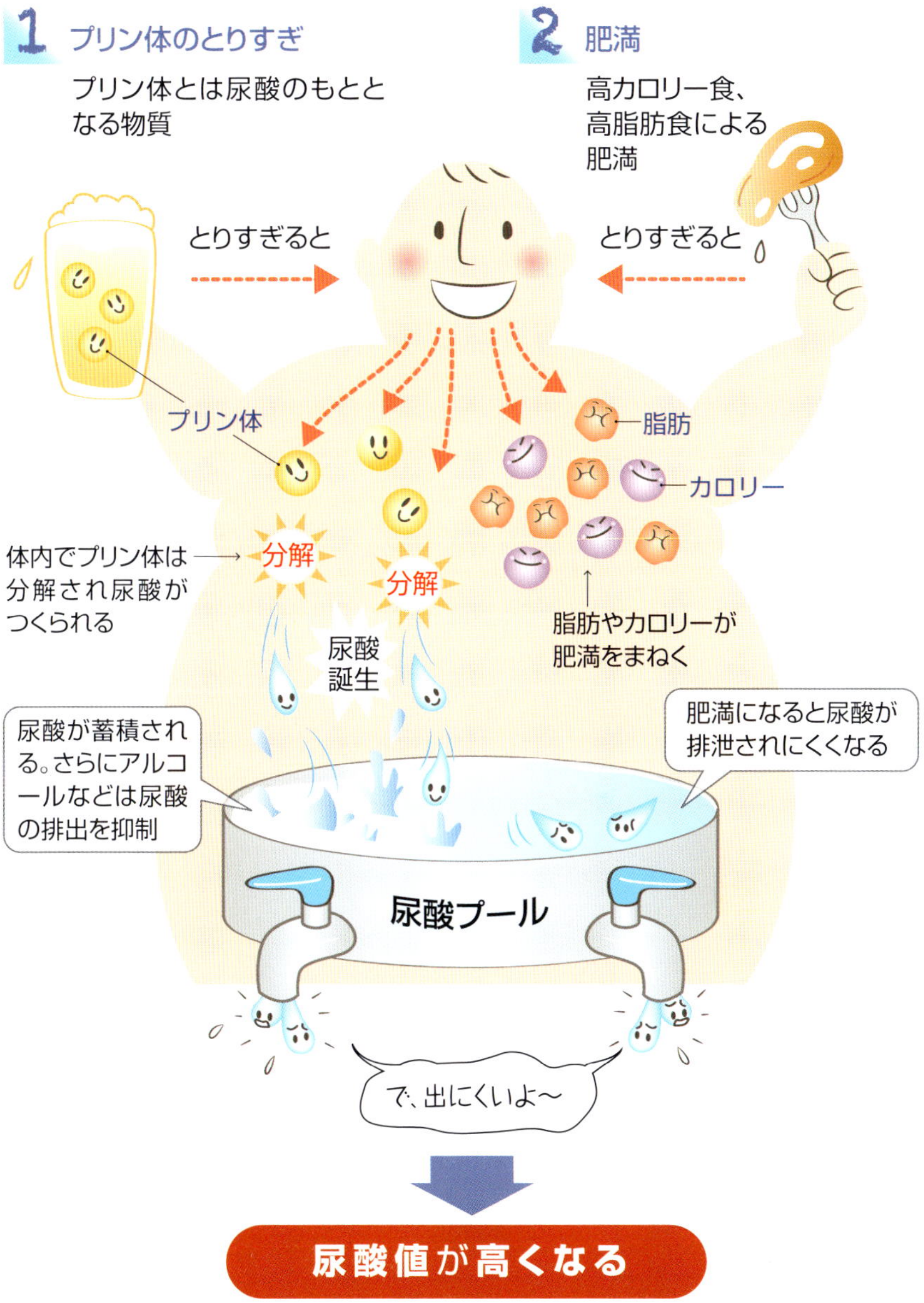

運動習慣は

運動と尿酸値の関係には、相反する2つのことがわかっています。

1つは、適度な運動にはインスリン抵抗性を改善したり、尿酸値を下げる効果があるということです。運動不足による肥満は、尿酸値を上昇させます。適度な運動を習慣にして肥満が解消されれば、高尿酸血症や痛風の予防・改善にもつながります。ただし、どんな運動でもよいわけではありません。

2つめは、運動が逆に尿酸値を上昇させる場合があるということです。尿酸のもとになるプリン体は、からだを動かすときに使われるATP（アデノシン三リン酸）というエネルギー物質にも含まれています。ATPはエネルギー源として利用されると、いったん分解され、通常は再びもとのATPに戻ります。ところが急激に、しかも大量に使われたときは、さらに分解が進んでプリン体へ、さらには尿酸へと分解されてしまうのです。

運動には、酸素をたくさん取り込んで行う有酸素運動と、酸素をほとんど取り込まない無酸素運動があります。このうち筋力トレーニングや短距離走などのような激しい無酸素運動は、急激に大量のエネルギーを必要とします。しかも酸素の供給が追いつかないため、筋肉中にあるATPをエネルギーとして使います。結果、プリン体が急激に増えて、尿酸値が上昇するというわけです。

また、無酸素運動では、腎臓からの尿酸の排泄が低下することも、尿酸値上昇の原因となります。

このようなときでも、水分を十分に補給すれば、増えた尿酸は尿と一緒に排泄されるのですが、水分をとらないと血液中に増えたままになります。

最近は、スポーツ時の水分補給の重要性が広く理解されていますが、ストイックにスポーツに取り組む人は、ATP由来のプリン体が尿酸値を上昇させる場合があるので注意が必要です。

運動と尿酸値、相反する2つの関係

1 適度な運動には尿酸値を下げる効果がある

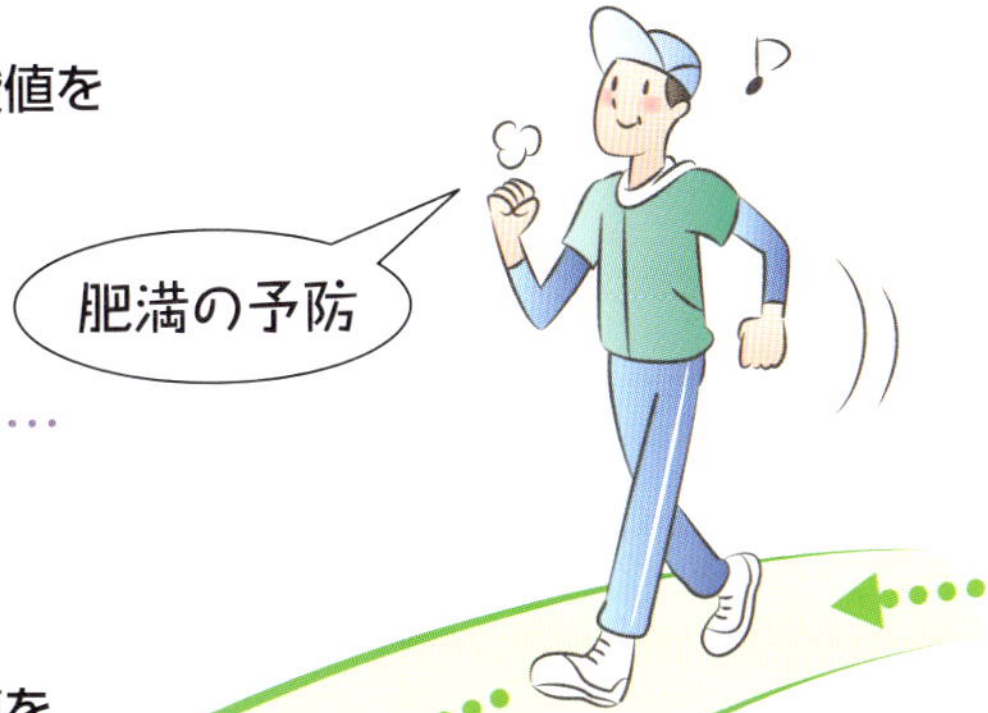

ところが……

2 激しい運動は尿酸値を上昇させることがある

全力で行う「短距離走」

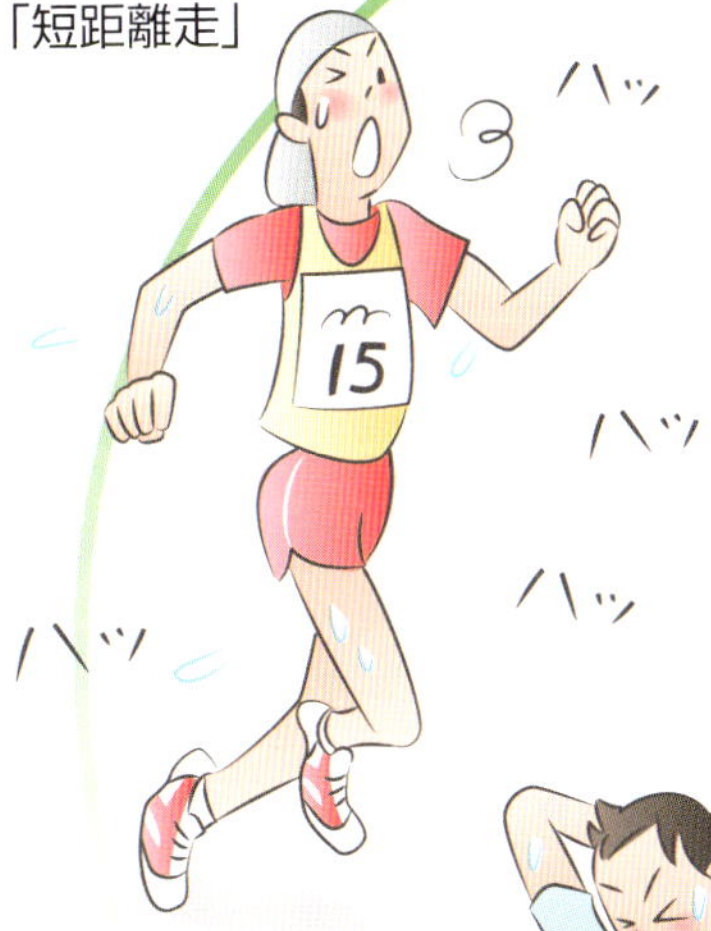

特定の筋肉を酷使する「筋力トレーニング」など

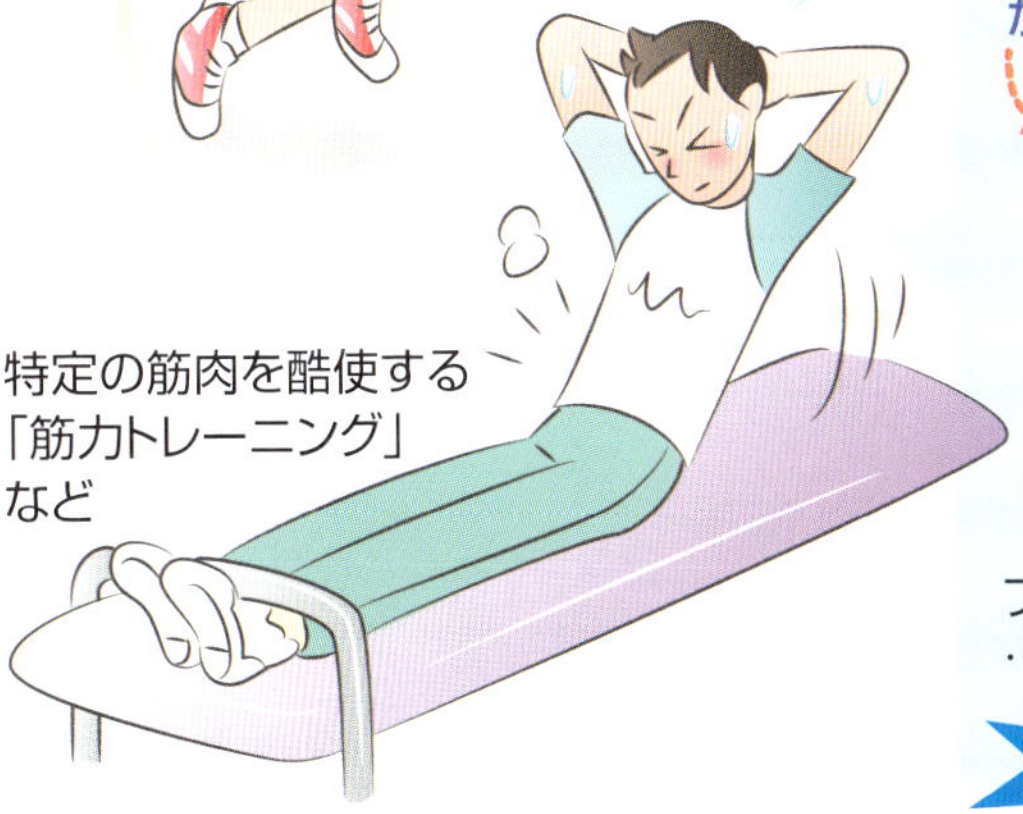

そのメカニズムは……

激しい運動ではATP(アデノシン三リン酸)というエネルギー物質が大量に使われる

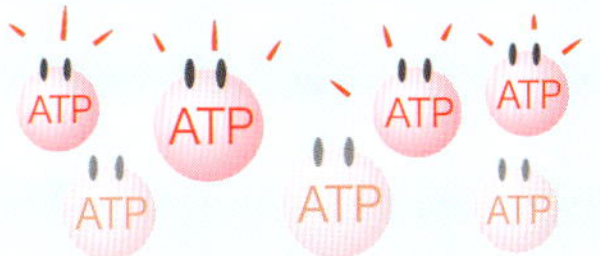

ATPは大量消費されると、さらに分解が進み、プリン体ができる!!

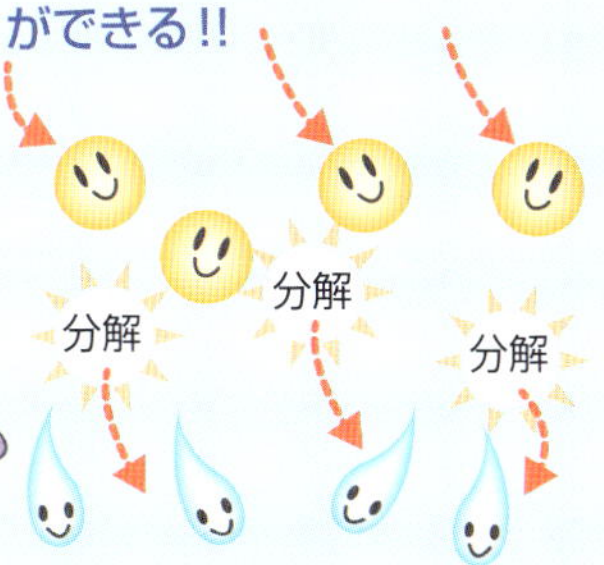

プリン体は尿酸へと分解され……

尿酸値が上昇する

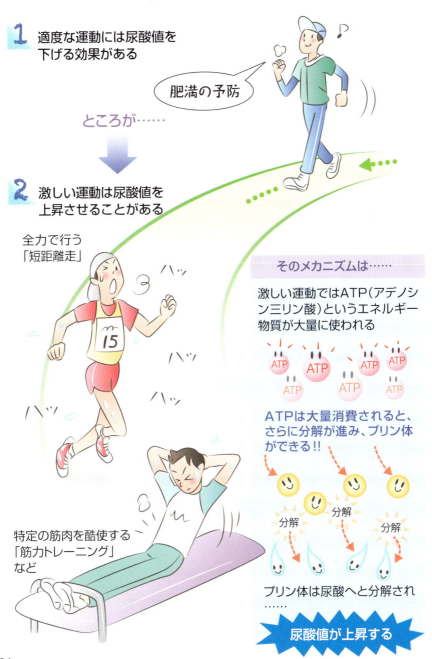

ストレスの蓄積は

　強いストレスは血糖値や血圧を上昇させることが知られていますが、尿酸値もストレスと無関係ではありません。さまざまな調査では、強いストレスを受けると尿酸値が上昇することがわかっています。

　ストレスがどのようなメカニズムで尿酸値を上昇させるのか、科学的な因果関係は明らかではありませんが、そこには自律神経が関係しているのではないかと考えられています。

　自律神経*には、正反対の作用を持つ交感神経と副交感神経があり、両者がバランスよく働くことで心身を健康な状態に保っています。しかし、強いストレスを受けると交感神経が優位に働き、心身は緊張状態を強いられます。すると、こうした異常事態に対応するため、体内では大量のエネルギーを消費します。エネルギー消費が高まるということは、プリン体の代謝が活発になるということですから、尿酸の産生も促進され、結果として尿酸値が上昇すると考えられます。

　また、過度のストレスが長期にわたって蓄積すると、排尿に影響することがあります。ストレスにより血管が収縮してしまうと、腎臓内の血流量が減少して腎臓のはたらきが低下します。そのため、尿量も減り尿酸の排泄量も低下してしまうのです。

　一方で、ストレスがたまると、人はヤケ食いやヤケ酒に走ることがあります。常にストレス過多の状態にある人では、日々、食べすぎ・飲みすぎをくり返しているかもしれません。こうした食生活の乱れが肥満を引き起こし、尿酸値を上昇させることも十分考えられます。

　さらに、ストレスが蓄積しているときは、ただでさえ自律神経の乱れから尿酸値が上がりやすくなっています。尿酸値を正常範囲内に保ち、痛風発作を予防するためには、ストレスを上手にコントロールすることが不可欠といえます。

用語解説　自律神経　自分の意思とは関係なく、臓器の働きを調節している神経のこと。交感神経はからだを活動的な状態にし、副交感神経はからだを休めるように働く。

ストレスと尿酸値上昇の微妙な関係

ストレスが尿酸値の上昇を生み出す原因はさまざま

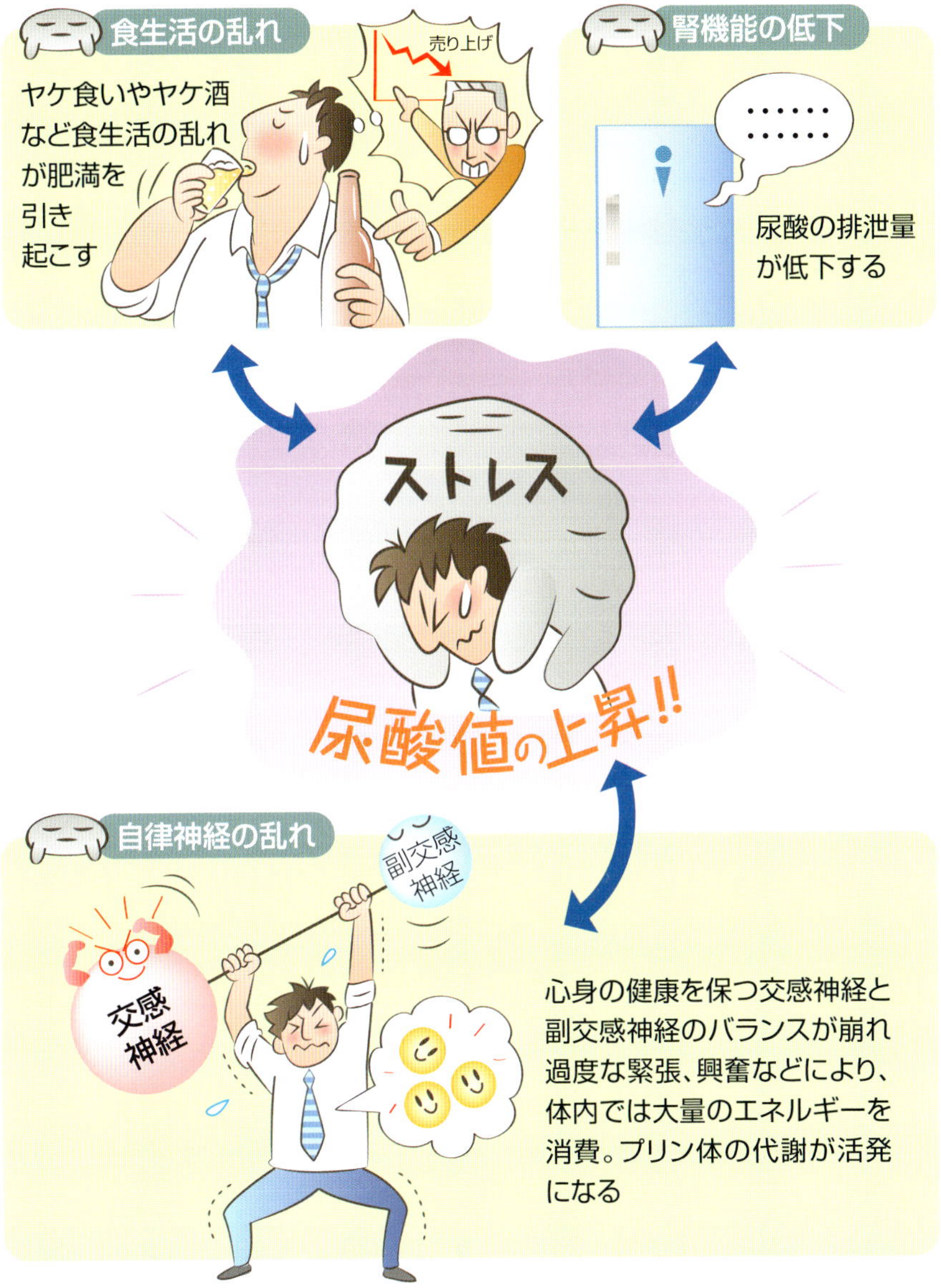

性格と遺伝

性格や遺伝は、尿酸値とどう関係しているのでしょうか？

まず性格ですが、高尿酸血症や痛風になりやすい人には、いくつかの共通点が見られることがわかっています。その共通点とは、ひと言で言えば「ストレスをためやすい」ということです。具体的には、「何事にも積極的である」「せっかち」「まじめで几帳面」「有能で指導力がある」「物事に意欲的に取り組む」「周囲に対して攻撃的である」「責任感が強い」「競争心が強い」などが挙げられます。

こうした性格は「タイプA」とよばれ、最もストレスを受けやすく、またうまく解消できないタイプといわれています。タイプAは、そもそもは心筋梗《こう》塞《そく》になりやすい性格として、アメリカの学者によって定義されたものですが、ストレスの影響を受けやすい高尿酸血症や痛風にも当てはまるというのです。もちろん、こうした性格の人すべてが必ず高尿酸血症や痛風になるわけではありませんが、思い当たる節のある人は、ストレスを上手にコントロールするコツを身に付けたいものです。

次に遺伝ですが、高尿酸血症の患者のおよそ2割に、親族に高尿酸血症・痛風患者がいるというデータがあります。尿酸に関する遺伝子はいくつかわかっており、遺伝的体質も尿酸値上昇の要因の1つではないかといわれています。ただし、親族に同じ病気の患者がいるからといって、すべてが遺伝的要因によるものではありません。同じ屋根の下で生活している場合、食生活をはじめとする生活習慣はおのずと似かよってくるものです。体質の遺伝というよりは、むしろ生活習慣の影響、環境的な要因の方が大きいといえるでしょう。

次章では尿酸値コントロールの重要性を理解していただくために、まずは高尿酸血症という病気について、さらにくわしく解説します。

第2章

病気の進行に気づかない高尿酸血症

尿酸値が高いだけでは、これといった自覚症状がなく、油断しがちです。しかし、放置していると高尿酸血症は静かに進行します。そして、行き着く先にあるのは、命をおびやかす恐い合併症です。

高尿酸血症とは

尿酸値7.0㎎／dLを超えると高尿酸血症

高尿酸血症とは、血液中の尿酸値が「7.0㎎／dL」を超えた状態をいいます。

私たちの体内では、日々、「尿酸」という物質がつくられ（産生）、排泄されています。この産生と排泄のバランスを保ちながら、体内には常に一定量の尿酸が蓄積されています。つまり、尿酸が正常に産生・排泄されていれば、健康上は何の問題もないということです。

しかし、何らかの原因で尿酸が過剰につくられたり、排泄が滞《とどこお》ったりすることがあります。そして、体内の尿酸が一定量を超えると、余分な尿酸が血液中に増加し、血液中の尿酸値が上昇するのです。

しかし、尿酸は水や血液に溶けにくい性質があるため、血液中に溶けることのできる量には限度があります。理論的には6.4㎎／dLとされていますが、実際には7.0㎎／dLを超えると、溶け切らなかった尿酸は結晶をつくり、関節や皮膚あるいは腎臓、尿路などに沈着します。痛風は、関節に沈着した尿酸結晶が原因で発症するため、尿酸値が7.0㎎／dLを超えたということは、痛風発症に向けて準備が始まったことを意味します。さらに、尿酸結晶の沈着は、腎障害や尿路結石などを引き起こすこともわかっています。

尿酸値が高いというだけでは、これといった自覚症状はありませんが、さまざまな合併症のリスクは確実に高くなっているのです。

尿酸の溶けやすさには男女差がないため、尿酸値の基準値は、男性も女性も「7.0㎎／dL以下」とされており、7.0㎎／dLを超えると、高尿酸血症と診断されます。

尿酸値が高いと合併症のリスクも高くなる

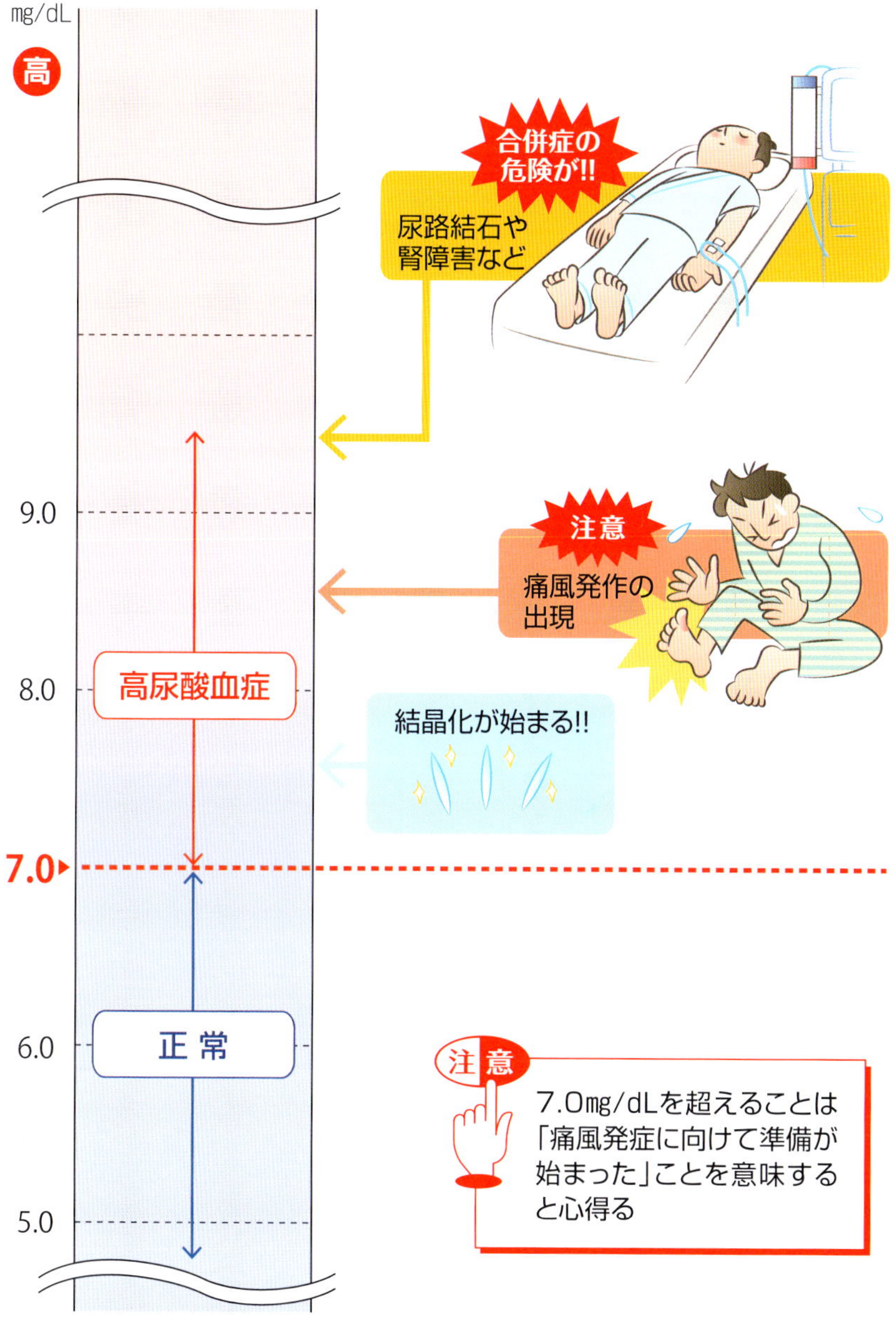

高尿酸血症には2つのタイプがある

血液中の尿酸値が7・0㎎／dLを超えたものを高尿酸血症といいますが、高尿酸血症はその原因によって2つのタイプに分類されます。

高尿酸血症のなかには、腎臓病や糖尿病など、別の病気が原因で引き起こされるものがあります。また、降圧薬や利尿薬、アスピリンなどの薬の服用が尿酸値を上昇させている場合もあります。これらのように、尿酸値が上昇する原因がはっきりしているものは、「続発性（二次性）高尿酸血症」といって、区別して扱われます。

続発性は全高尿酸血症の約5％と少ないのですが、治療方針がその他の高尿酸血症と大きく違ってくるので、診断時の鑑別は重要です。

続発性の治療では、原因がはっきりしているので、その原因を取り除くことが最優先されます。別の病気が原因であればその病気の治療を優先して行い、薬が原因であればその薬の服用を中止することなどを検討します。

一方で、多くの高尿酸血症は、原因となるほかの病気がないのに尿酸値が高くなります。こちらは「原発性（一次性）高尿酸血症」とよばれ、全高尿酸血症の約95％を占めます。

原発性の高尿酸血症は、ほとんどは原因不明です。ただ、原因不明といっても、肥満や食事、ストレスなど、尿酸値を上昇させるいくつかの危険因子はわかっています。そのため、原発性の治療では、生活習慣に起因する危険因子を取り除き、生涯にわたって尿酸値をコントロールしていくことが大切になります。

原発性も続発性も、最終的には尿酸の産生と排泄のバランスが崩れ、体内の尿酸が過剰になることで発症します。そこで、次は尿酸がつくられるメカニズムについて解説します。

高尿酸血症の発症の原因は２つのタイプに分けられる

1 原発性（一次性）高尿酸血症

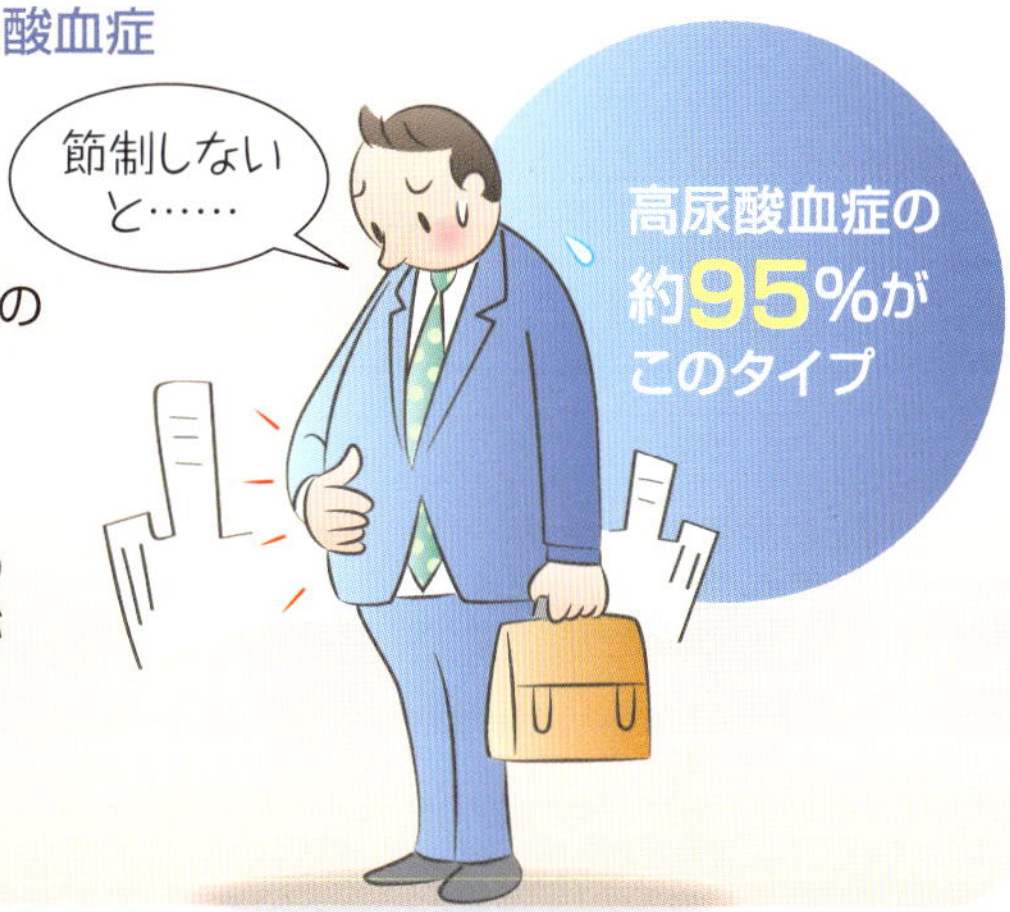
節制しないと……
高尿酸血症の約95%がこのタイプ

原因

はっきり特定ができないもの

治療方針

肥満、食事、ストレスなどの危険因子を取り除くことが大事

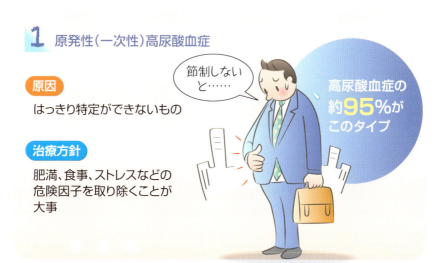

2 続発性（二次性）高尿酸血症

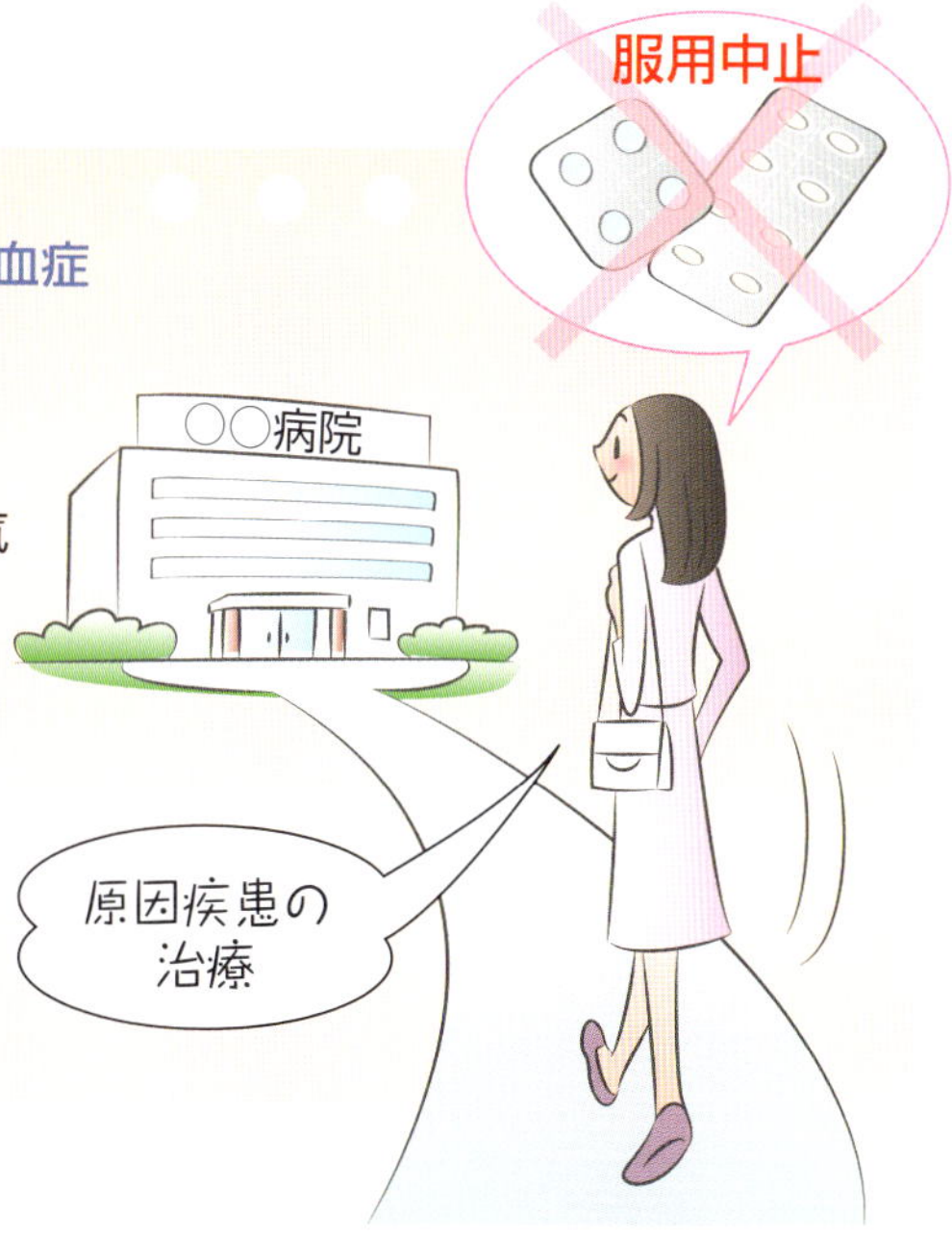

原因

高尿酸血症や痛風以外の病気や薬の副作用が原因

治療方針

原因となる病気の治療をしたり、薬の服用を中止したりする

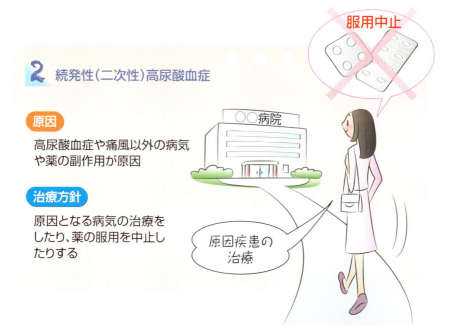

尿酸がすべての元凶

尿酸はどうしてできる?

高尿酸血症の原因となる尿酸とは、どんな物質なのでしょうか?

そもそも尿酸は、はじめから尿酸というかたちで体内に存在するわけではありません。尿酸の前には必ず「プリン体」という物質があり、プリン体が分解されて生じるのが尿酸なのです。

では、尿酸のもとであるプリン体とは、どんな物質なのでしょうか?

その名称から、洋菓子のプリンを連想する人もいるかもしれませんが、プリン体と洋菓子のプリンはまったくの別ものです。尿酸のもとになるプリン体は、プリン環という化学構造を持つ物質で、私たちの誰もが体内に持っているものです。体内のプリン体には、体内でつくられるものと、食品から取り込まれるものがあり、いずれも肝臓で分解されて、尿酸がつくられます。

近年、プリン体オフのビールが話題になっていますが、実は食品からとるプリン体の影響はそれほど大きくないといいます。というのも、食品から取り込まれるプリン体は、体内のプリン体全体のおよそ2割にすぎず、多くは(約8割)、体内でつくられているからです。

ひと昔前までは、高尿酸血症や痛風というと、とにかくプリン体食品を制限するよう言われることが多かったものです。しかし、現在は以前のような厳しい制限を強いられることはほとんどありません。ただし、プリン体食品の過剰摂取は、尿酸値上昇につながるので注意が必要です。

それでは次に、体内でプリン体がつくられるしくみをくわしくみてみることにしましょう。

尿酸は「プリン体」からつくられる

尿酸のもとになるプリン体は、体内でつくられるものと食品から取り込まれるものがある

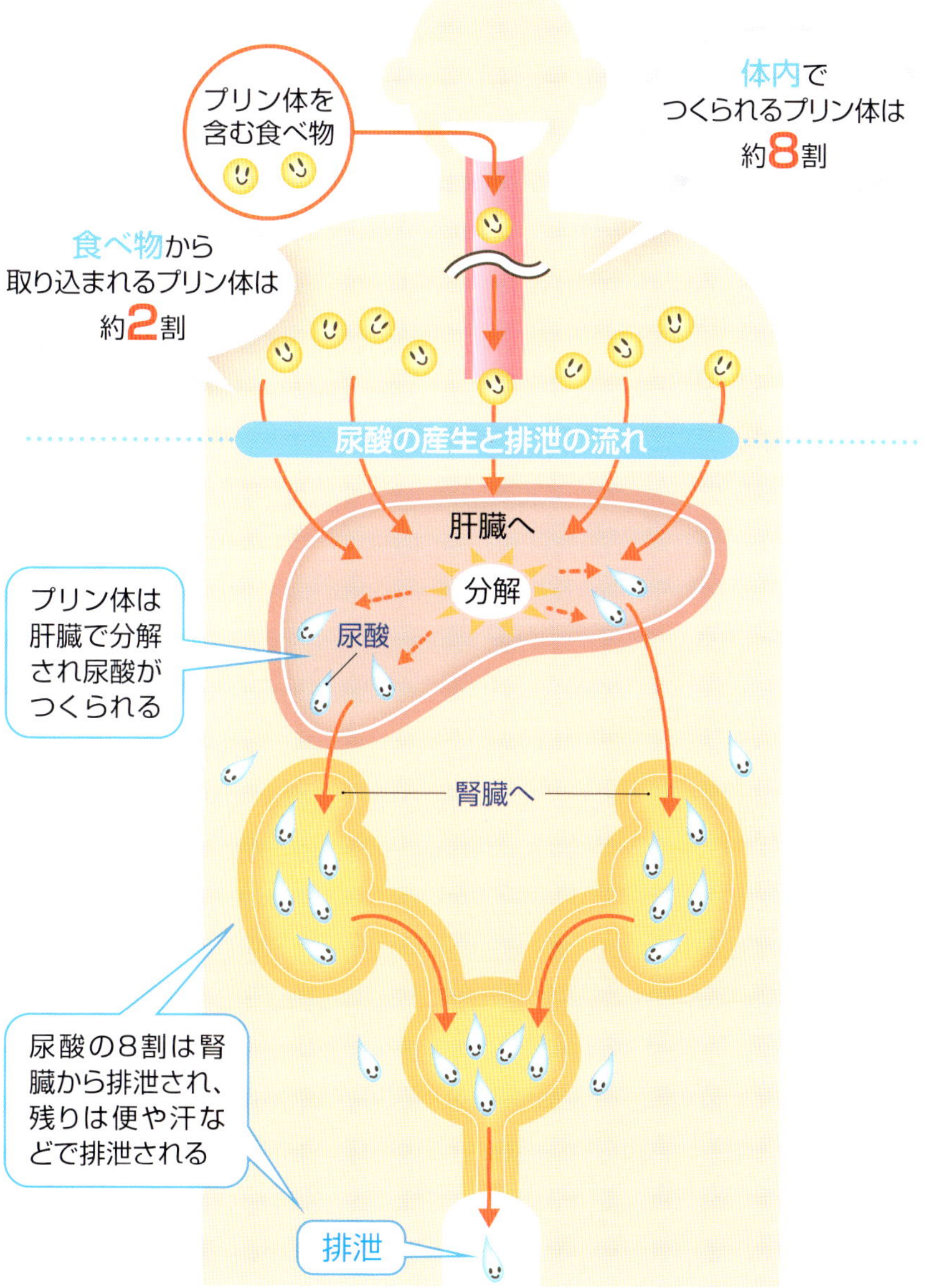

体内でプリン体がつくられるしくみ

体内でプリン体がつくられるしくみは2つあります。

1つは「細胞の新陳代謝」によるものです。私たちのからだは、約60兆という膨大な数の細胞によって構成されています。そして、1つ1つの細胞は、細胞膜、細胞質、核の3つの成分からなります。そのうちの核には、DNA（デオキシリボ核酸）やRNA（リボ核酸）という遺伝情報を伝える重要な物質が含まれています。実は、これらの核酸はプリン体が原料になっているのです。

私たちの体内では、新陳代謝といって、毎日新しい細胞がつくられ、古い細胞と入れ替わっています。このとき、古い細胞は分解されるのですが、同時に核酸も分解され、プリン体ができます。

もう1つのしくみは、第1章でも少し触れた「ATP（アデノシン三リン酸）」によるものです。ATPは、運動や代謝などのあらゆる活動に利用されるエネルギー源で、生命維持に欠かすことのできない極めて重要な物質です。

ATPは、活動に利用されると、いったんは「ADP（アデノシン2リン酸）」に分解されますが、通常は安静にしていれば再びもとのATPに再合成されます。しかし、激しい運動などによって急激に、しかも大量に使われた場合は、第1章でもお話ししたようにATPへの再合成が間に合わず、分解が進んでプリン体へ、さらには尿酸へと分解してしまいます。これをATPの「エネルギー代謝」といいます。激しい無酸素運動で尿酸値が上がるのは、筋肉の新陳代謝が活発になることと、ATPのエネルギー代謝が関係しているのです。

細胞の新陳代謝も、ATPのエネルギー代謝も、生きていくうえで必要不可欠なものです。つまり、生きている限り、プリン体の産生と分解はくり返され、尿酸がつくられ続けるというわけです。

プリン体が生まれる2つのコース

1 細胞の新陳代謝

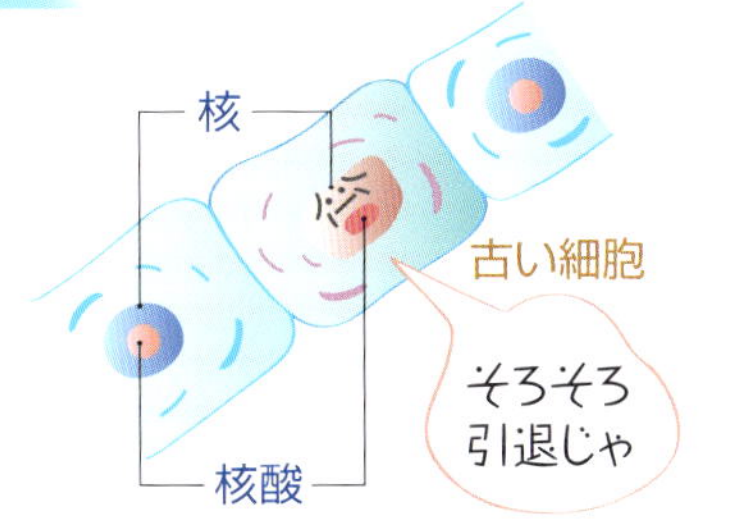

細胞は古くなると分解され新しい細胞へと入れ替わる

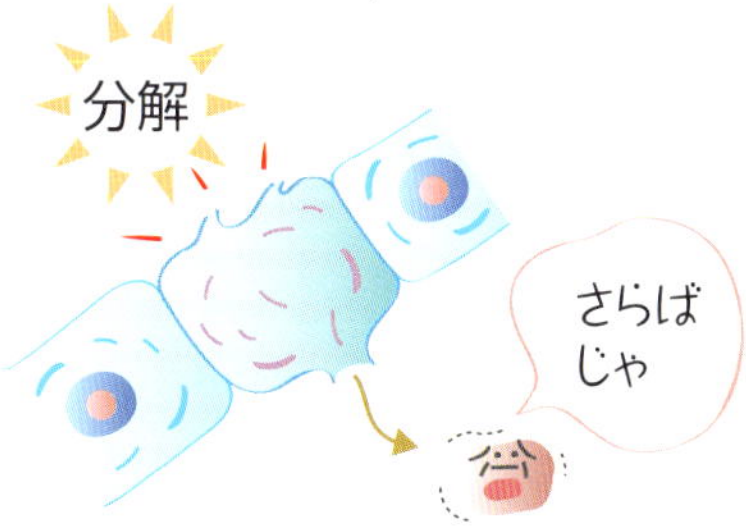

分解が進むと、核酸が放出される

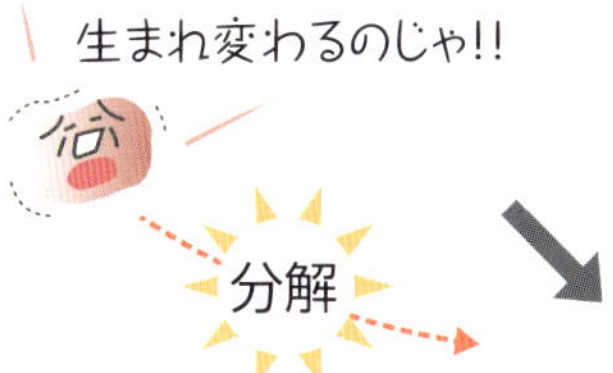

放出された核酸が分解され、プリン体が生まれる

2 ATP(アデノシン三リン酸)のエネルギー代謝

通常のATPは運動に利用されるとADP(アデノシン2リン酸)に分解される

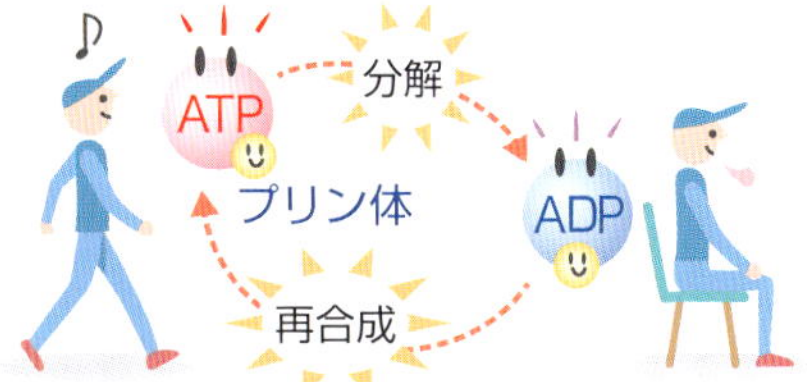

運動後、安静にしていれば、ATPに再合成され、プリン体も再利用される

ところが、激しい運動などによりATPが大量に使われるとATPへの再合成が間に合わなくなる

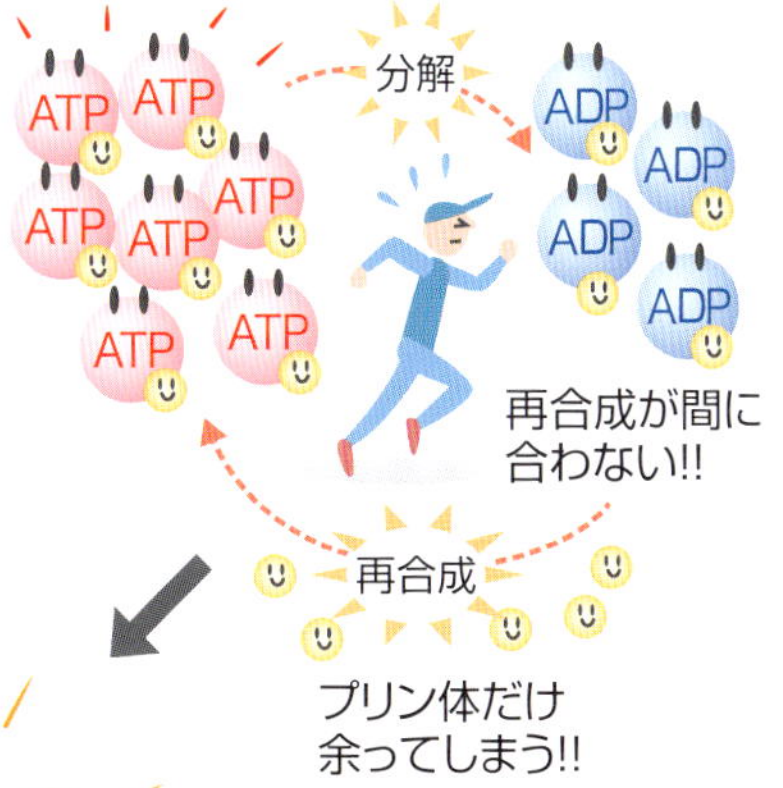

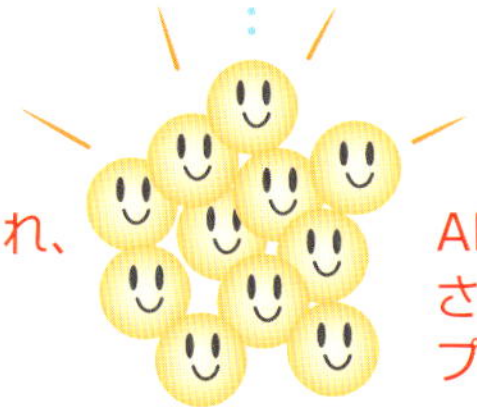

ADPの分解が進み、再利用されるべき余ってしまったプリン体が生まれてしまう

体内にためられる尿酸の量は限りがある

　私たちの体内では、日々、尿酸がつくられているわけですが、毎日どれくらいの量の尿酸がつくられ、体内にはどれくらいの尿酸が蓄積されているのでしょうか？

　通常、体内にある尿酸は、日々つくられる量と、排泄される量のバランスを図りながら、常に一定量に保たれるようになっています。この産生と排泄が正常に行われ、一定量を超えることがなければ、健康上は何の問題もありません。

　そもそも健康な人の体内には、常に1200㎎程度の尿酸が蓄積されているといわれ、この体内に蓄えられた尿酸は、総称して「尿酸プール」とよばれています。

　尿酸プールには、毎日あらたにつくられた尿酸が加わります。その量は通常の食事では、食品のプリン体から約100～150㎎、体内で合成されたプリン体から約550～600㎎で、合計1日約700㎎といわれています。

　このままでは、体内に尿酸がたまり続けることになりますが、あらたにつくられるのと同じ量、1日約700㎎程度の尿酸が、毎日体外へ排出されています。毎日約700㎎産生して、約700㎎排泄する。尿酸プールはこのバランスによって、一定量を保っているのです。

　ところが、何らかの原因でこのバランスが崩れ、尿酸がつくられすぎたり、うまく排泄されなかったりすると、尿酸はどんどんたまり続け、やがて尿酸プールはあふれ返ってしまいます。

　尿酸プールの容量には限りがあり、一般的には、1500～2000㎎以上たまると、血液中の尿酸値が基準値である7㎎／dLを超えて上昇し、高尿酸血症になるといわれています。尿酸が過剰にたまらないような生活習慣を心がけることが大切なのです。

尿酸プールのしくみ

通常、尿酸は日々つくられる量と排泄される量のバランスを図りながら一定量に保たれるようになっている

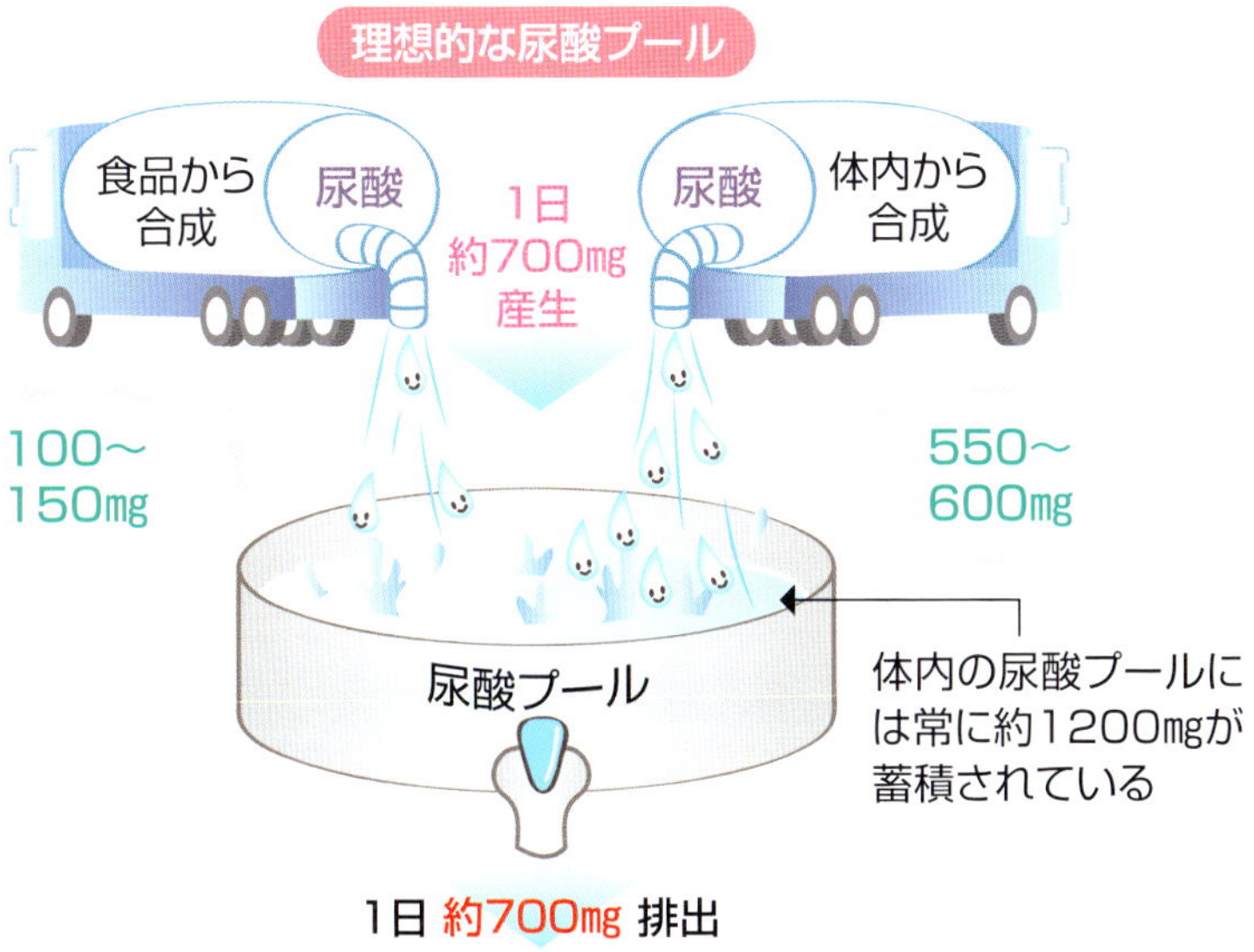

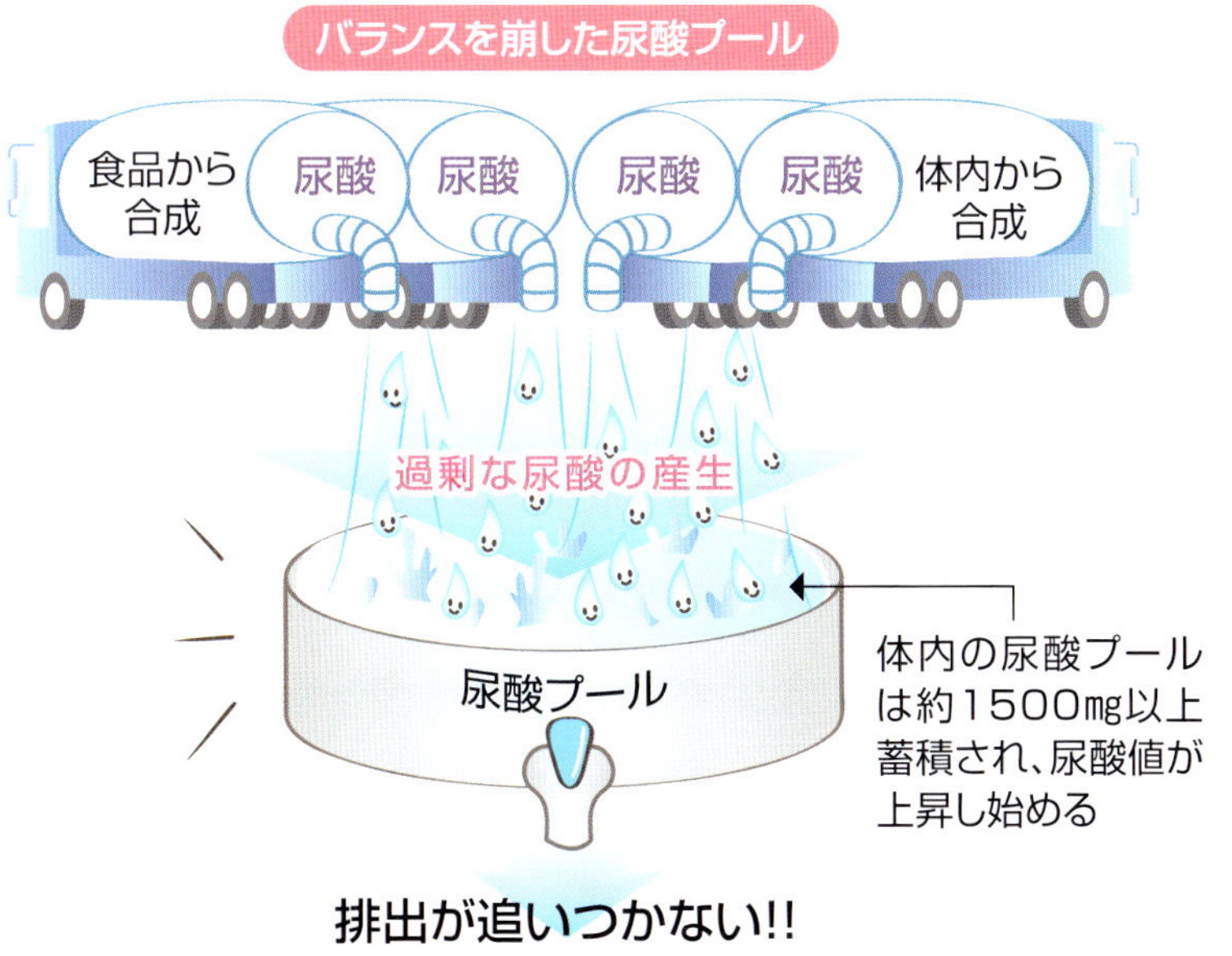

尿酸は腎臓で処理されて排泄される

尿酸は毎日約700㎎排泄されていますが、そのうちの約500㎎は腎臓から尿と一緒に排泄されます。残りの約200㎎は、おもに便と一緒に排泄されます。また、微量ですが、汗と一緒に排泄されるものもあります。

前項でも述べたように、体内の尿酸を一定量に保つためには、つくられる量と同じ量の尿酸を排泄しなければなりません。ところが、尿酸には水や体液に溶けにくいという性質があり、尿として排泄されにくくなっています。さらに人間の場合、尿をつくる腎臓はもともと尿酸を処理する能力が低く、排泄できる量には限りがあるのです。

ただ、腎臓の尿酸処理能力が低いのは、あながち悪いことばかりではなさそうです。というのも、尿中に大量の尿酸が排泄されると、それはそれで問題が生じるからです。

尿酸は水に溶けにくい性質があるため、尿中に大量に排泄されて溶け切らなかった尿酸は、固まって結晶や結石をつくりやすくなります。もしも、腎臓がせっせと尿酸を処理して、尿中の尿酸濃度が高くなったら、尿の通り道である尿管や膀胱で結石をつくるかもしれません。そのような危険を回避するために、腎臓は自ら処理能力を抑えているとも考えられるのです。

一方で、尿酸には、老化やがんなどの原因となる活性酸素[*]を抑える抗酸化作用があるといわれています。そのため、ある程度の尿酸はからだに必要であり、腎臓が処理能力を抑えているのは有益な機構だと考える研究者もいるようです。

いずれにせよ、尿酸の排泄において最も重要な役割を担っているのは、腎臓であることに間違いありません。次は、腎臓が尿酸を排泄するしくみと、腎機能と尿酸値の関係について、さらにくわしくみていきましょう。

用語解説 活性酸素　呼吸によって取り入れた酸素が、体内で強い酸化作用をもつ化合物に変質したもの。必要以上に増えると、老化やがんの引き金になる。

腎臓の尿酸処理能力が低い理由

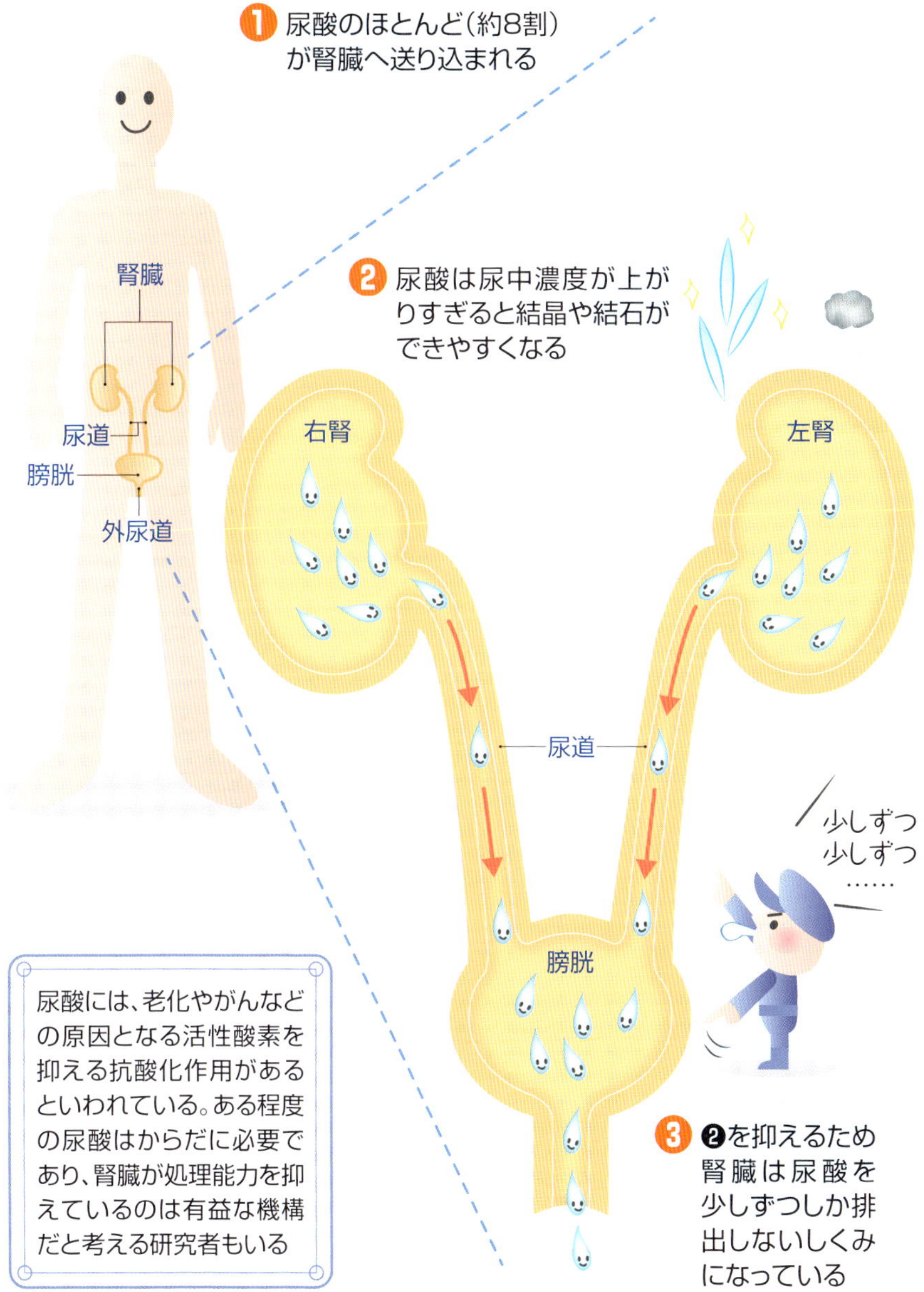

尿酸には、老化やがんなどの原因となる活性酸素を抑える抗酸化作用があるといわれている。ある程度の尿酸はからだに必要であり、腎臓が処理能力を抑えているのは有益な機構だと考える研究者もいる

尿酸値がもたらす、腎機能への影響

腎臓は握りこぶしよりやや大きく、そら豆のような形をした臓器で、横隔膜《おうかくまく》の下、背骨をはさんで左右に1つずつあります。腎臓の最も重要な働きは、尿をつくり、排泄することによって血液を浄化し、体液のバランスを一定に保つことです。

心臓から送り出された血液が腎臓に流れ込むと、まず「糸球体《しきゅうたい》」という組織で老廃物や有害物質がろ過されます。この段階でできた液体を「原尿《げんにょう》」といい、糸球体では1日に約150～200Lもの原尿がつくられています。ただし、これらがすべて尿として排泄されるわけではありません。

糸球体でろ過された原尿は「尿細管《にょうさいかん》」に流れ込み、ここで必要な成分が血管に戻されます。こうして浄化された血液は再び心臓に戻り、心臓から全身へと送り出されます。これが、腎臓における血液浄化のシステムです。

尿酸も、このシステムによって排泄されています。尿酸はまず、糸球体でろ過されますが、すぐに尿として排泄されるのではなく、再び尿細管で再吸収されます。尿細管を通過しながら再吸収をくり返し、最終的に尿と一緒に排泄されるのは、腎臓が処理する尿酸全体の約10％程度と考えられています。

腎臓は尿酸の排泄の大部分を担う重要な臓器です。何らかの原因で腎機能が低下すれば、体内の尿酸はたまり続け、尿酸値が上昇します。また、何らかの原因で尿酸値が上昇していると、過剰な尿酸が結晶化し、腎臓に負担をかけて腎機能を低下させます。尿酸値の上昇と腎機能の低下が相互に作用しながら、悪循環に陥ることもあるのです。

腎機能はある程度低下してしまうと、もとの状態に戻すのが難しくなります。腎臓を守るためにも、尿酸値をしっかりコントロールしていくことが大切なのです。

尿酸値上昇が腎臓の働きを阻害する

腎臓は血液を浄化し、体液のバランスを一定に保っている。尿酸もこのシステムによって排泄されている

腎臓の尿酸排泄の流れ

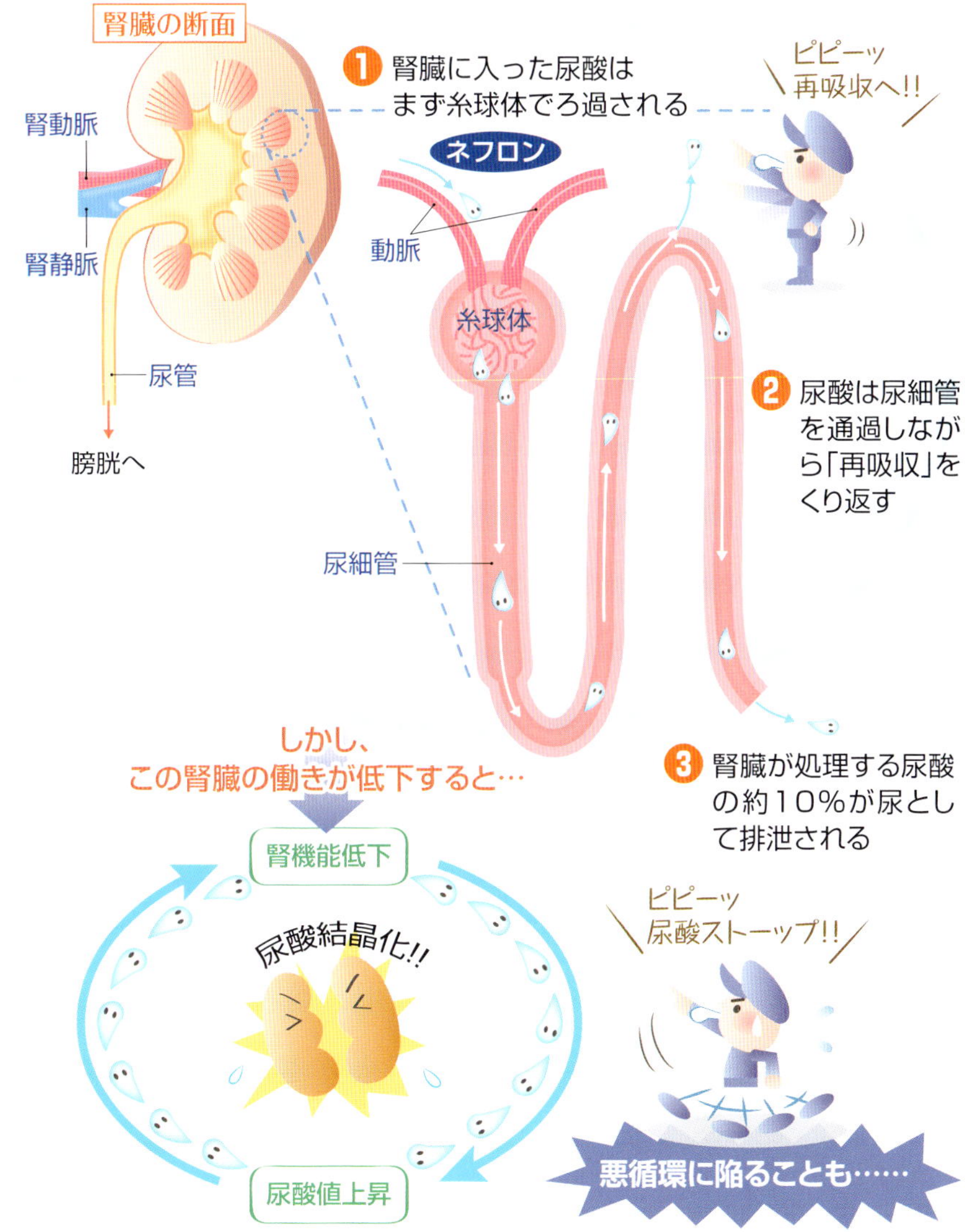
腎臓の断面
腎動脈
腎静脈
尿管
膀胱へ
1 腎臓に入った尿酸はまず糸球体でろ過される
ネフロン
動脈
糸球体
尿細管
ピピーッ再吸収へ!!
2 尿酸は尿細管を通過しながら「再吸収」をくり返す
3 腎臓が処理する尿酸の約10%が尿として排泄される
しかし、この腎臓の働きが低下すると…
腎機能低下
尿酸結晶化!!
尿酸値上昇
ピピーッ尿酸ストーップ!!
悪循環に陥ることも……

尿酸値を上げる3つのタイプ

尿酸プールを一定量に保つために重要なのは、産生と排泄のバランスです。産生量が多すぎても、排泄量が少なすぎても、尿酸プールはあふれてしまいます。そこで、高尿酸血症は、尿酸値を上げる原因によって3つのタイプに分類されます。

まず1つが、「尿酸排泄低下型《にょうさんはいせつていかがた》」です。尿酸の産生は正常に行われていますが、排泄機能が低下しているため、尿酸が過剰になってしまうタイプです。日本人の高尿酸血症の約6割が、このタイプだといわれています。2つめは、「尿酸産生過剰型《にょうさんさんしょうかじょうがた》」です。排泄低下型とは反対に、排泄機能は正常に働いているものの、体内でつくられる尿酸の量が多すぎて、尿酸が過剰になってしまうタイプです。日本では、高尿酸血症の約1割がこのタイプです。

そして3つめは、「混合型」といって、産生過剰型と排泄低下型を合わせもつタイプです。尿酸が過剰につくられると同時に、排泄機能も低下しているため、尿酸値が上がります。このタイプが高尿酸血症の約3割を占めるとされています。

以上のように、高尿酸血症には、排泄低下、産生過剰、そして両者の混合の3タイプがあるのですが、排泄低下型と混合型を合わせると、実に約9割に排泄低下がみられることになります。その理由ははっきりとは解明されていませんが、体質的に腎臓の排泄処理能力が低いことに加えて、尿酸値を上昇させやすい生活習慣をくり返すことが、結果的に排泄低下を招いているのではないかと考えられます。また、腎臓病の既往歴、あるいは糖尿病や高血圧などの生活習慣病があると、腎機能が低下していることがあります。なお、高尿酸血症が著しく増えたのは、この混合型が増加したためと考えられます。

さらに最近の研究では、腸管から尿酸を排泄しているタイプの高尿酸血症もあることがわかってきました。

高尿酸血症の３つのタイプ

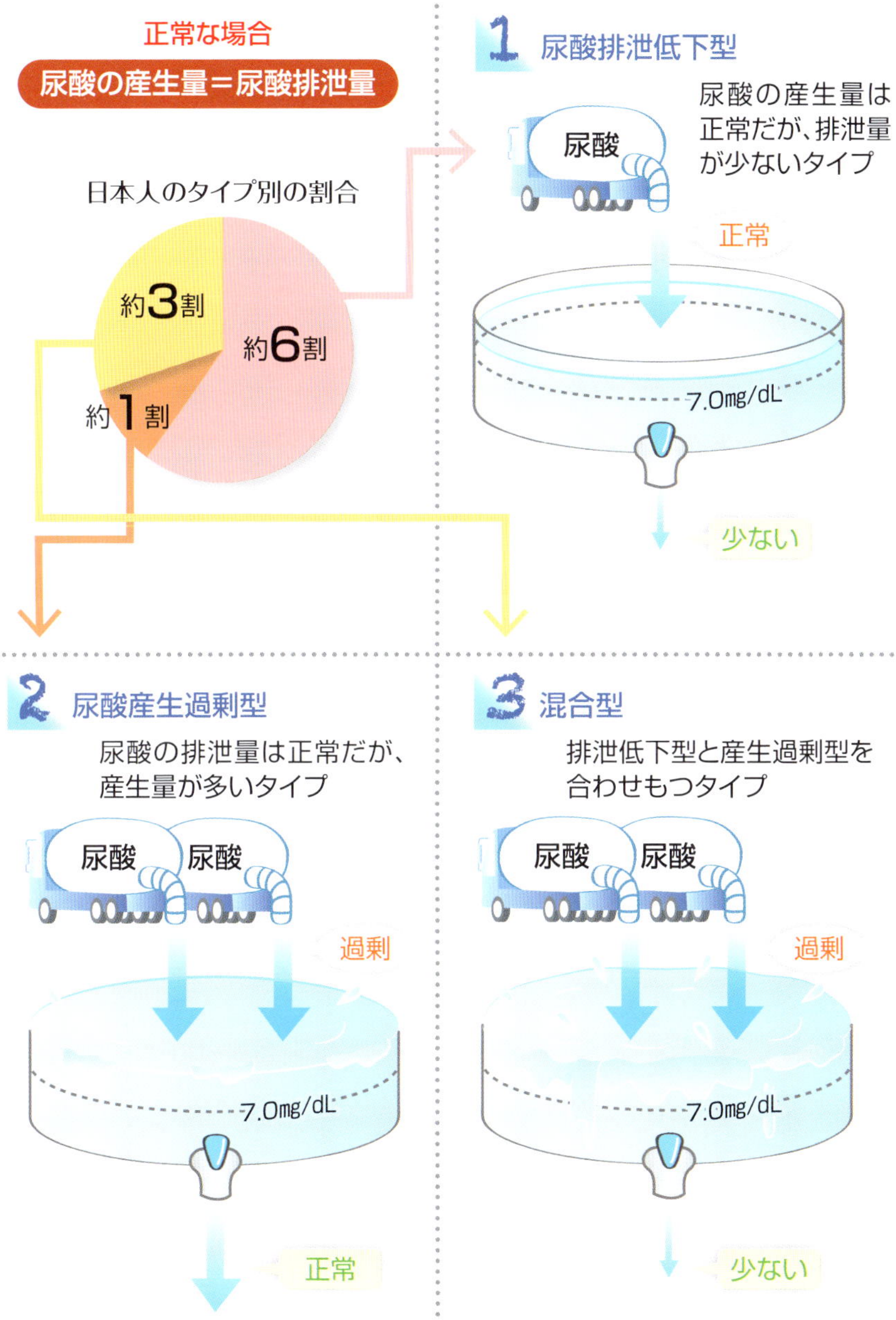

尿酸値が上昇する原因

肥満は尿酸値を上げるもとになる

尿酸の産生が過剰になったり、排泄が低下する原因、すなわち尿酸値が上昇する原因には、さまざまなものが考えられますが、なかでも重要なのが「肥満」です。

高尿酸血症の人すべてに肥満があるわけではありませんが、肥満の人の尿酸値は基準値を超えていることが多く、肥満度の高い人ほど尿酸値が高くなることがわかっています。

さらに興味深いのは、肥満をともなう高尿酸血症の人が肥満を改善すると、多くのケースで体重低下とともに尿酸値も低下するということです。これは見逃せない事実です。

高尿酸血症の原因のすべてが肥満というわけではありませんが、尿酸値と肥満が密接な関係にあることは疑いありません。

では、肥満は尿酸の産生や排泄にどのように影響を与えるのでしょうか?

肥満には大きく分けて2つのタイプがあります。皮下に脂肪がついている「皮下脂肪型肥満」と、内臓の周囲に脂肪がついている「内臓脂肪型肥満」です。いずれも高尿酸血症のリスクが高いのですが、国内の研究では皮下脂肪型肥満の人のほとんどが尿酸排泄低下型であるのに対して、内臓脂肪型肥満の人では排泄低下と産生過剰の両方がみられるものの、産生過剰型の頻度が高いという報告があります。

これには、肥満そのものが尿酸の排泄を阻害することに加えて、内臓脂肪型肥満にともなう高尿酸血症には、「メタボリックシンドローム」の病態が深くかかわっていることが考えられます。

尿酸値と肥満は密接な関係がある

肥満は大きく分けて2つのタイプがある

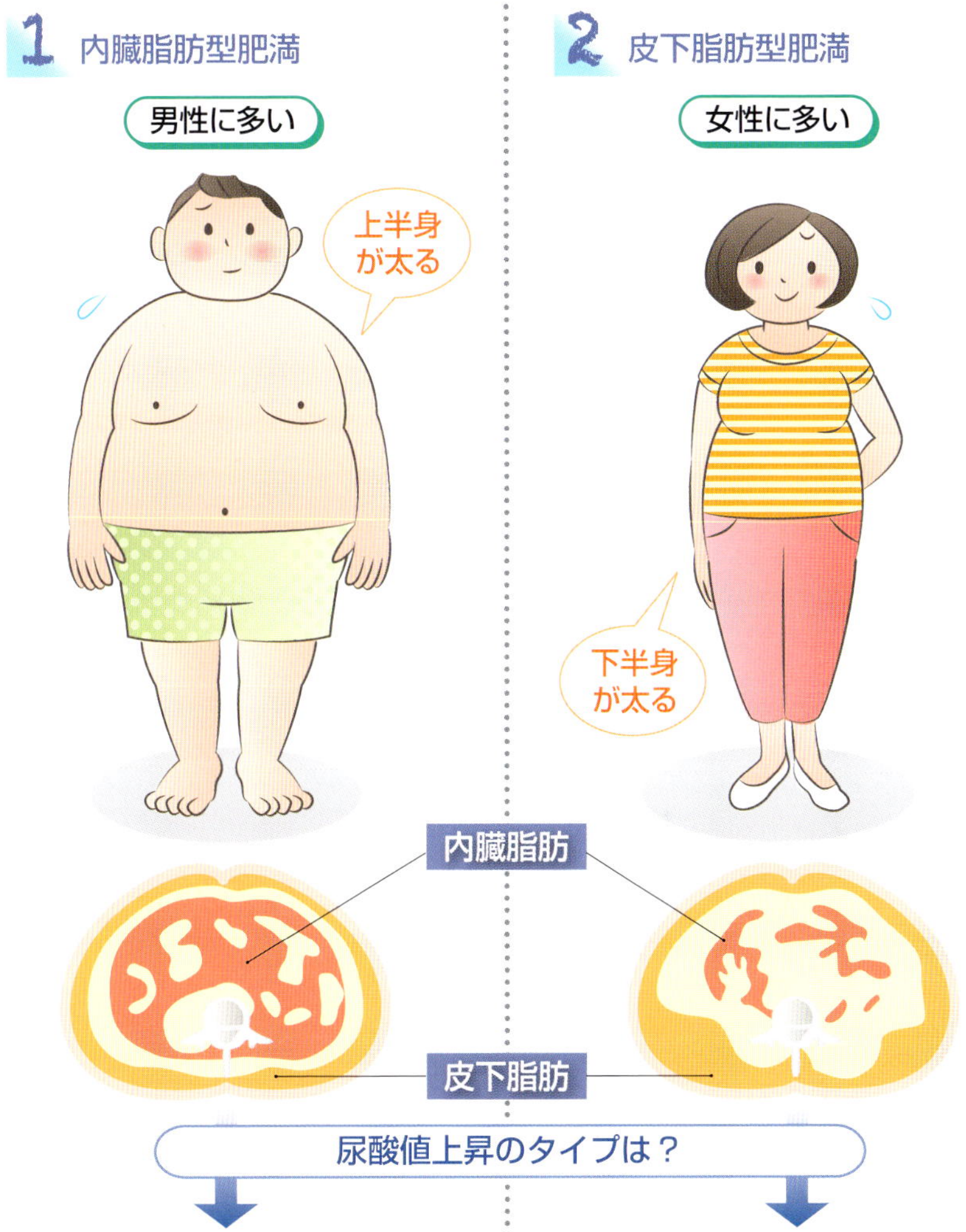

1:
- 尿酸排泄低下型
- 尿酸産生過剰型

の両方がみられる

2:
- 尿酸排泄低下型が多い

肥満度の高い人ほど尿酸値は高くなる!!

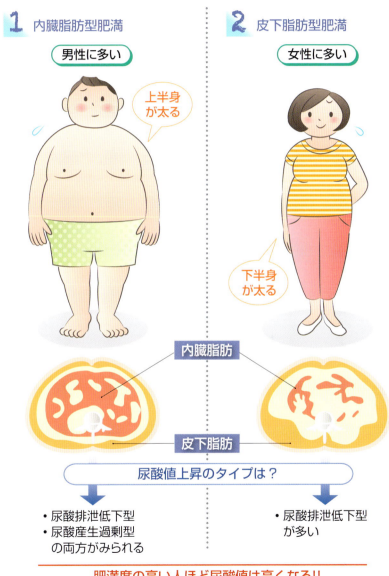

メタボリックシンドロームとの関係は？

近年は、メタボリックシンドロームと高尿酸血症の関係が次々と明らかになってきました。尿酸値が上昇するにつれて、メタボリックシンドロームの頻度が高くなり、逆にメタボリックシンドロームの構成要素をたくさん持っている人ほど、尿酸値が上昇することもわかっています。

メタボリックシンドロームの病態は、内臓脂肪型肥満による代謝異常を基盤に進むことが知られていますが、そこには脂肪細胞が分泌する内分泌物質、「アディポネクチン」が関係しています。

脂肪細胞とは、脂肪の合成や分解、蓄積を担う細胞で、脂肪細胞の脂肪蓄積量が増えることで肥満になります。脂肪細胞はさまざまな働きを持つ生理活性物質*を分泌しており、これらをアディポサイトカインといいます。アディポサイトカインの分泌異常や機能異常が、血圧や脂質、血糖値などに影響を及ぼし、最近では尿酸値を上昇させることもわかってきました。

アディポサイトカインのなかでも、とくに注目されているのが「アディポネクチン」です。アディポネクチンには、高血圧や糖尿病、動脈硬化などを予防する働きがあるのですが、内臓脂肪が蓄積した脂肪細胞からは分泌が低下します。内臓脂肪型肥満に高血圧や高血糖、脂質異常症を合併しやすいのには、このアディポネクチンの分泌低下が深くかかわっています。

そこで、尿酸値とアディポネクチンの関係を調べたところ、内臓脂肪の蓄積が多い人ほど、またアディポネクチンの分泌が少ない人ほど、高尿酸血症の頻度が高いことがわかったのです。

現在、メタボリックシンドロームの診断基準に高尿酸血症は含まれていませんが、尿酸値の上昇はメタボリックシンドロームの病態の1つと考えられます。

用語解説　生理活性物質　血圧や血糖値などからだの機能を調節する役割を持つ物質のこと。わずかな量で生体の生理に特有な作用を示す。

メタボリックシンドロームとは？

内臓脂肪型肥満に加えて、高血圧、高血糖、脂質異常のうち、いずれか2つ以上をあわせもった状態をいう

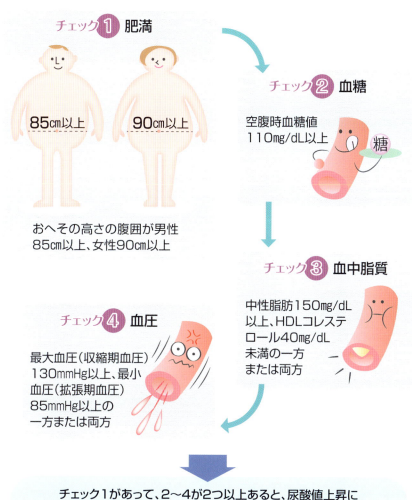

チェック1 肥満

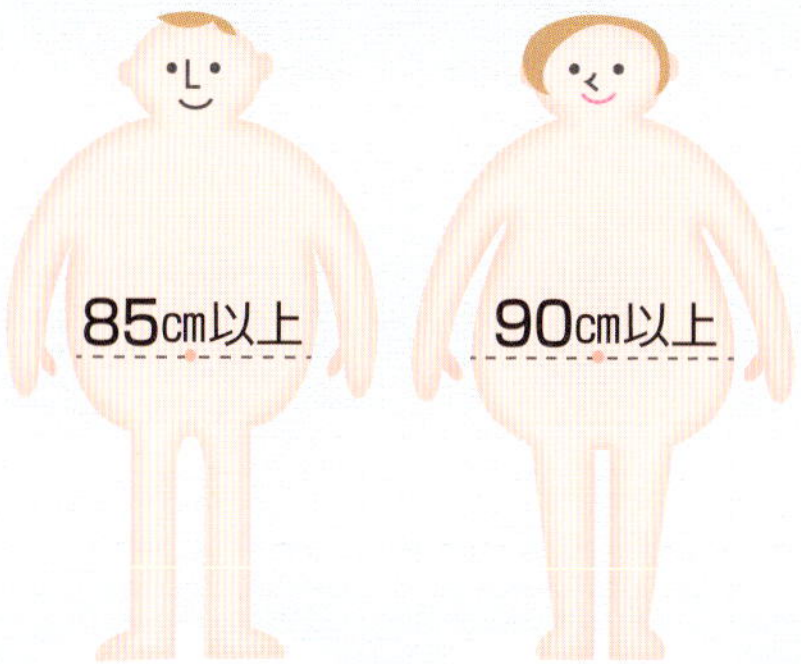

おへその高さの腹囲が男性85cm以上、女性90cm以上

チェック2 血糖

空腹時血糖値
110mg/dL以上

チェック3 血中脂質

中性脂肪150mg/dL以上、HDLコレステロール40mg/dL未満の一方または両方

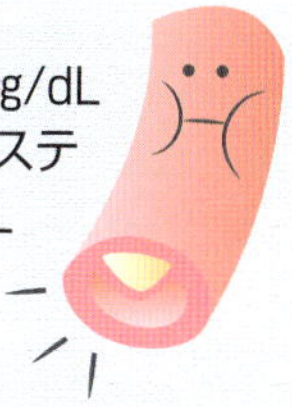

チェック4 血圧

最大血圧（収縮期血圧）130mmHg以上、最小血圧（拡張期血圧）85mmHg以上の一方または両方

チェック1があって、2～4が2つ以上あると、尿酸値上昇につながるメタボリックシンドロームと判定される

ストレスの蓄積や激しい運動にも要注意！

尿酸値を上げる原因として、「ストレス」と「激しい運動」にも注意が必要です。

仕事のストレス、人間関係のストレス、家庭のストレスなど、現代人はさまざまなストレスにさらされています。ストレスはあらゆる生活習慣病の危険因子としても知られ、過度のストレスにさらされたときは、尿酸値も上昇しやすいことがわかっています。

ストレスが尿酸値を上昇させる要因として考えられるのは、自律神経の働きです。自律神経は、交感神経と副交感神経という2つの神経がバランスをとり合うことで成り立っていますが、ストレスを受けたときは交感神経が優位に働きます。交感神経は心身を活発に活動させるときに働く神経ですから、体内では大量のエネルギーを消費します。このエネルギー消費によってプリン体の代謝が活発になり、尿酸の産生も過剰になると考えられます。

また、交感神経が優位になると、血管が収縮し、内臓への血流が悪くなります。尿酸を排泄する腎臓への血流も低下するため、尿酸の排泄量が減り、尿酸値が上昇します。

激しい運動、とくに無酸素運動をがんばりすぎると、エネルギー物質であるＡＴＰからのプリン体合成が促進され、結果として尿酸値が上昇することがあります。これは、普段あまりからだを動かさない人が急に運動をはじめたときにも、同じことがいえます。

また、激しい運動をすると、血液中に乳酸*という疲労物質が増え、これが腎臓からの尿酸の排泄を阻害するともいわれています。

肥満や運動不足から尿酸値が高くなっている場合は、適度な運動が不可欠ですが、運動の種類や強度に注意が必要です。

用語解説

乳酸　激しい筋肉運動などによって、筋肉中のグリコーゲンが使われたときに生じる物質。最近はエネルギーを生み出す重要な物質であることもわかってきた。

ストレスと激しい運動が尿酸値を上げる理由

中間管理職のAさんの場合

高いノルマを課せられているAさんは……

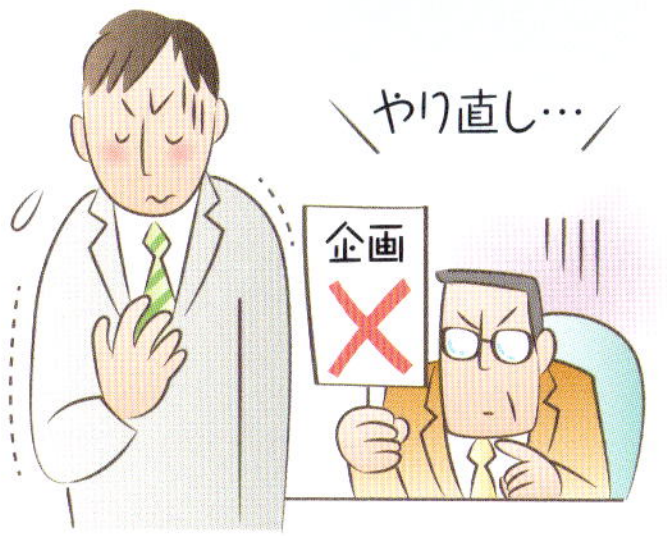

毎日、過度のストレスにさらされている

すると

自律神経が乱れ!!

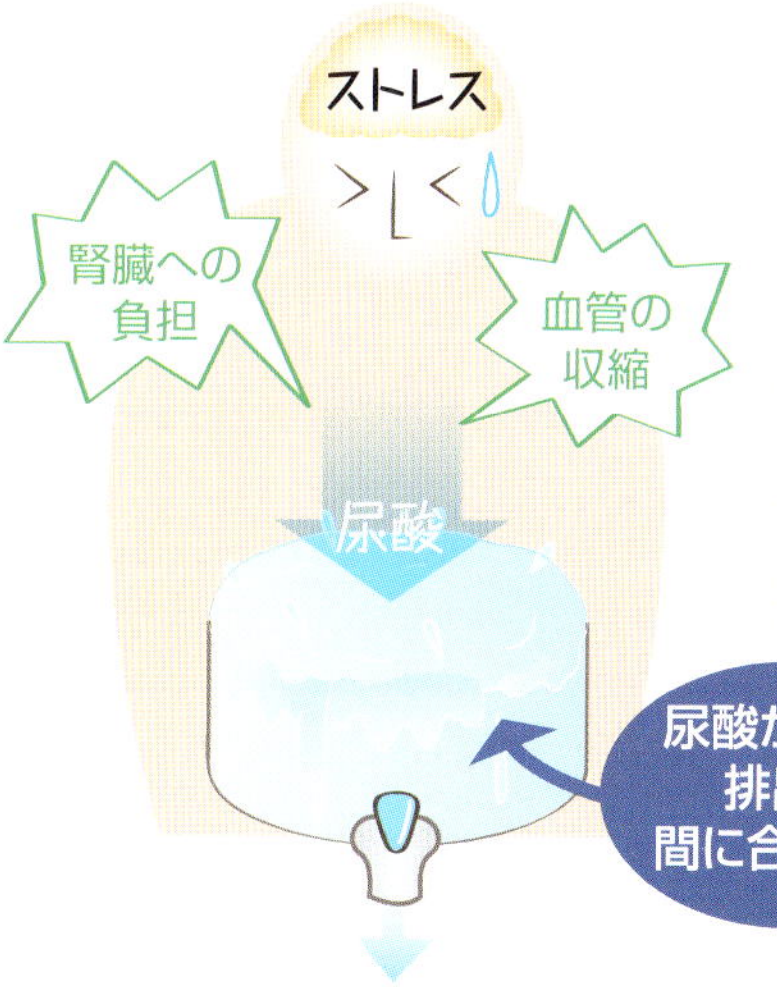

激しいスポーツをするBさんの場合

試合が近いBさんは……

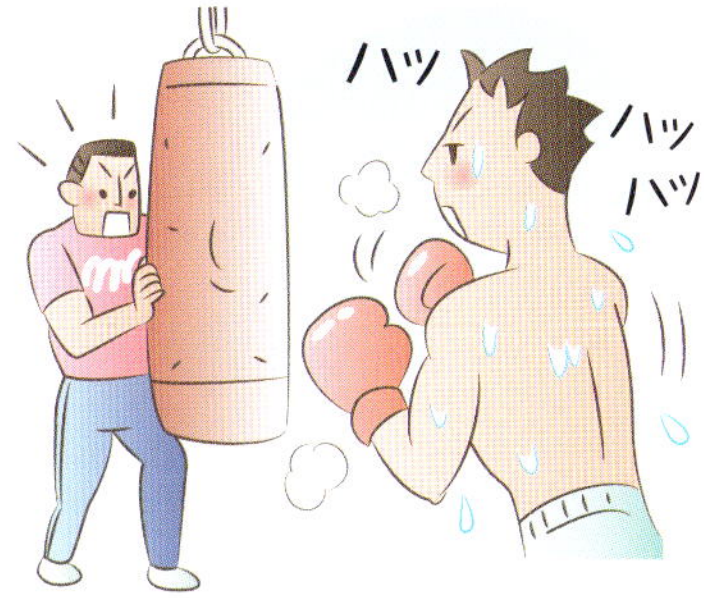

毎日、激しいトレーニングを続けている

すると

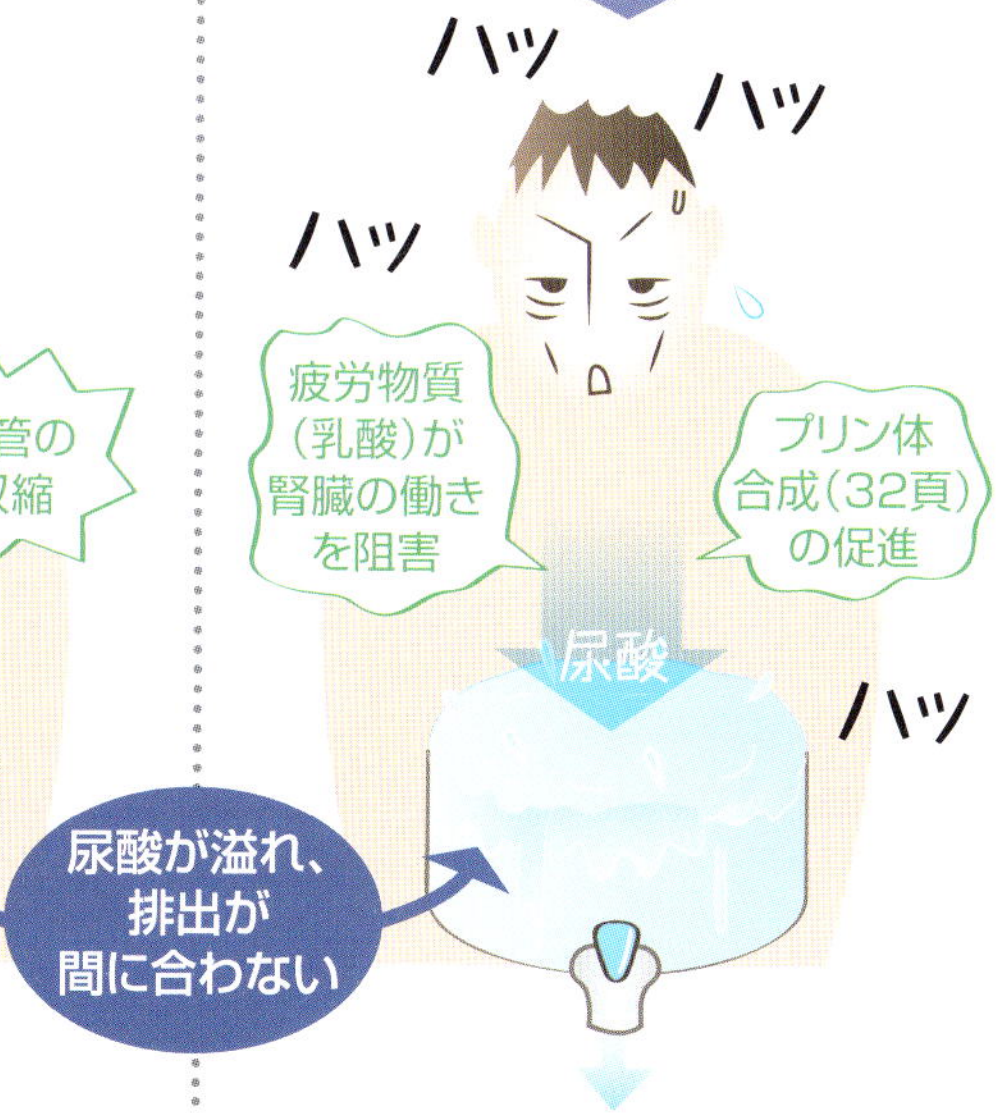

尿酸値が上昇する

尿酸値を上昇させる病気と薬

尿酸値を上げる病気

高尿酸血症のなかには、約5％と頻度は少ないものの、ほかの病気や薬の投与などによって尿酸値が高くなるものがあり、これを続発性（二次性）高尿酸血症といいます。ここでは、続発性の原因となる病気や薬についてお話ししましょう。

続発性の高尿酸血症も、原発性と同様に尿酸産生過剰型、尿酸排泄低下型、混合型の3つのタイプに大別されます。

産生過剰型の原因となるおもな病気としては、悪性腫瘍、いわゆるがんが挙げられます。がん細胞は異常なスピードで増殖と破壊をくり返すため、細胞の核酸由来のプリン体が大量につくられ、尿酸値も異常な高値を示すことがあります。

がんによる尿酸値上昇は、全身のどのがんでも起こりうるのですが、とくに白血病や悪性リンパ腫など、血液のがんで顕著にみられます。白血病や悪性リンパ腫の場合、手術でがんを取り除くことができないため、抗がん剤治療や放射線治療によってがん細胞の大量破壊を目指します。これらの治療によってもまた、がん細胞が大量に破壊され、尿酸が大量につくられるのです。

また、血液中の赤血球が大量に破壊されて起こる溶血性貧血《ようけつせいひんけつ》、甲状腺機能低下症、先天的な酵素欠損によりプリン体合成が亢進するレッシュ・ナイハン症候群*という病気などでも、尿酸が過剰につくられます。一方、慢性の腎疾患（慢性腎臓病：CKD）で腎臓の機能が低下していると、排泄低下型の高尿酸血症を引き起こします。

混合型を来す病気には、I型糖原病《とうげんびょう》、妊娠高血圧症候群などがあります。

用語解説 レッシュ・ナイハン症候群　おもに男児に遺伝する先天性の酵素異常の病気。プリン体の代謝にかかわる酵素が欠如しているため、尿酸の産生が過剰になる。

続発性（二次性）高尿酸血症を引き起こす病気

ほかの病気や薬の投与などによって尿酸値が高くなるものがあり、これを続発性（二次性）高尿酸血症という

尿酸産生過剰型

- 悪性腫瘍（白血病、悪性リンパ腫、骨髄腫、乳がん、肺がんなど）
- 溶血性貧血
- 乾癬《かんせん》
- 多血症
- 甲状腺機能低下症
- レッシュ・ナイハン症候群

など

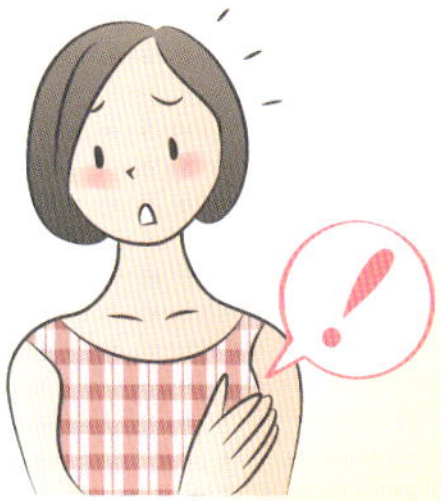

尿酸排泄低下型

- 慢性腎不全
- ダウン症候群

など

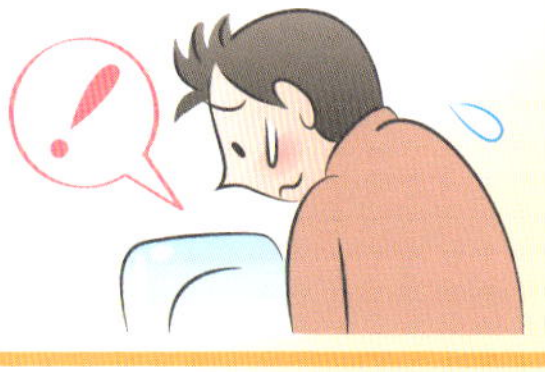

混合型

- I型糖原病
- 妊娠高血圧症候群

など

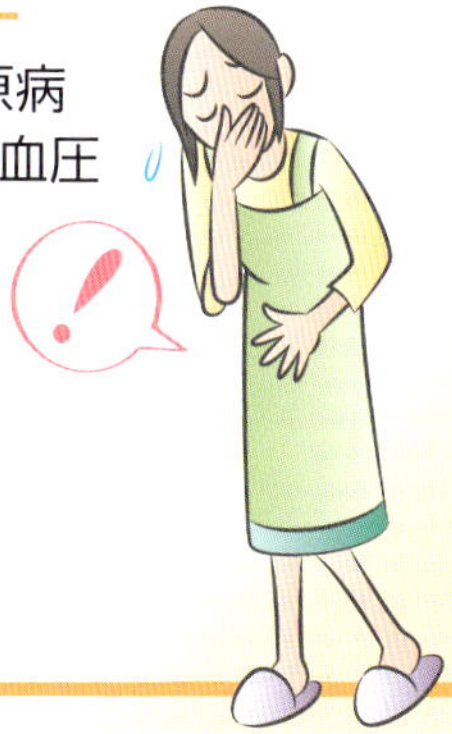

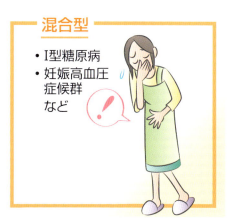

続発性（二次性）高尿酸血症は、高尿酸血症全体の5%と頻度は少ない

尿酸値を上げる薬

ほかの病気の治療のために服用している薬が、続発性（二次性）高尿酸血症を引き起こすこともあります。その原因となる薬には、どんなものが考えられるのでしょうか？

尿酸の排泄を低下させる代表的な薬は利尿薬*です。なかでもフロセミド（商品名：ラシックス、オイテンシン）は、高血圧や心不全、腎不全の治療薬として長期間使用されることが多く、高頻度で尿酸値の上昇がみられます。このほかにも、トリクロルメチアジド（商品名：フルイトラン）やヒドロクロロチアジド（商品名：ニュートライド）など、サイアザイド系と呼ばれる利尿薬にも尿酸の排泄を低下させる作用があり、尿酸値を上昇させます。

抗結核薬のピラジナミド（商品名：ピラマイド）やエタンブトール（商品名：エブトール、エサンブトール）、免疫抑制薬のシクロスポリン（商品名：サンディミュン、ネオーラル）やタクロリムス（商品名：プログラフ、グラセプター）なども、尿酸排泄低下型の原因となることがあります。サリチル酸は、少量投与（1～2g）または極少量投与（100mg）では尿酸値を上昇させ、大量投与（3g）では尿酸値を低下させます。

一方、尿酸産生過剰型を引き起こすのは、抗ぜんそく薬のテオフィリン（商品名：テオドール、ユニフィルLA）、免疫抑制薬のミゾリビン（商品名：ブレディニン）などです。また、キシリトールやフルクトース（果糖）にも尿酸を増やす作用があります。

ニコチン酸は、混合型の原因になることがあります。ニコチン酸は抗高脂血症薬や末梢循環改善薬として用いられるほか、サプリメントなどにも利用されており、長期間あるいは大量の内服には注意が必要です。

用語解説 利尿薬　尿がつくられるのを促し、尿量を増やす薬。心不全や浮腫などに体内の水分を排泄するために使用する場合と、血圧を下げるために使用する場合がある。

続発性（二次性）高尿酸血症を引き起こす薬

治療のために服用しているほかの薬が、続発性（二次性）高尿酸血症を引き起こすことがある

高尿酸血症のタイプ	薬の種類	代表的な薬（一般名）
排泄低下型	利尿薬	フロセミド
	サイアザイド系利尿薬	トリクロルメチアジド、ヒドロクロロチアジド
	抗結核薬	ピラジナミド、エタンブトール
	免疫抑制薬	シクロスポリン、タクロリムス
	その他	サリチル酸など
混合型	その他	ニコチン酸など
産生過剰型	抗ぜんそく薬	テオフィリン
	免疫抑制薬	ミゾリビン
	抗がん剤 ※	シスプラチン、メトトレキサート、シクロホスファミド
	その他	キシリトール、フルクトースなど

注 ※抗がん剤そのものは尿酸値を上昇させない。抗がん剤ががん細胞を死滅させたとき放出される核酸がプリン体を生み、尿酸値が上昇する

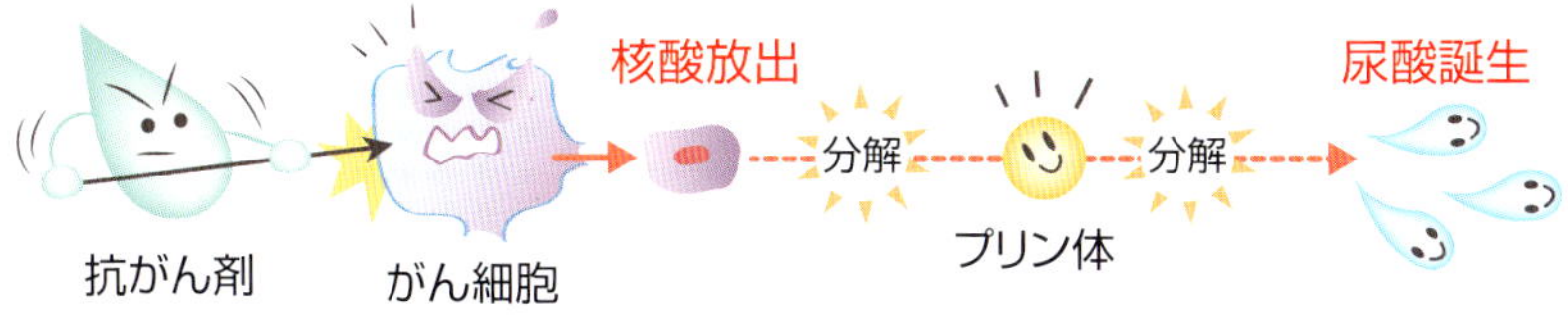

高尿酸血症の合併症

糖尿病

ここからは、高尿酸血症に合併しやすい病気について見てみることにしましょう。

高尿酸血症の患者さんに最もよくみられる合併症の1つが糖尿病です。糖尿病とは、血糖をコントロールするインスリンというホルモンが不足したり、うまく働かず、血糖値が異常に高くなるものをいいます。糖尿病には、インスリンがほとんどつくられなくなるI型糖尿病*と、インスリンがうまく働かなくなって起こるII型糖尿病がありますが、日本人の糖尿病患者のほとんどはII型です。

II型糖尿病は、過食や運動不足などによる内臓脂肪型肥満を下地に発症することが多く、そこにはまず「インスリン抵抗性」が関係しています。内臓脂肪型肥満の人はインスリン抵抗性を起こしやすく、インスリン抵抗性があると、インスリンが分泌されていても食後の血糖値が下がらず、高血糖の状態が続きます。これを耐糖能異常《たいとうのう》といい、〝糖尿病予備群〟ともいわれる状態です。

一方で、インスリン抵抗性があると、インスリンを普通に分泌しても効かないので、どんどん分泌が過剰になります。これを高インスリン血症といい、血液中のインスリンが多い状態が続くと、腎臓の尿酸を排泄する機能が低下するため、高尿酸血症を引き起こします。実は、高尿酸血症と糖尿病を合併する割合はそれほど高くないのですが、高尿酸血症の患者さんには耐糖能異常が多くみられます。つまり、高尿酸血症は糖尿病の危険を知らせるシグナルでもあるということです。

尿酸値が高めと指摘されたときは、血糖値も注意深く見ていく必要があります。

用語解説 I型糖尿病　膵臓のβ細胞というインスリンをつくる細胞が破壊されるため、インスリンが絶対的に足りなくなる病気。自己免疫によるものと考えられている。

高尿酸血症の合併症① ―― 糖尿病

インスリンがうまく働かない状態(インスリン抵抗性)が、多くみられる。高尿酸血症は糖尿病の危険を知らせるシグナル

◇ 糖尿病の診断基準 ◇

いずれか1つでも当てはまる場合は、糖尿病型と診断される

- □ ❶ 空腹時血糖値
  126mg/dL以上
- □ ❷ 75gのブドウ糖を飲んで2時間後の血糖値(75gOGTT値)
  200mg/dL以上
- □ ❸ 随時血糖値
  200mg/dL以上
- □ ❹ HbA1c
  (ヘモグロビンエーワンシー)
  6.5%以上

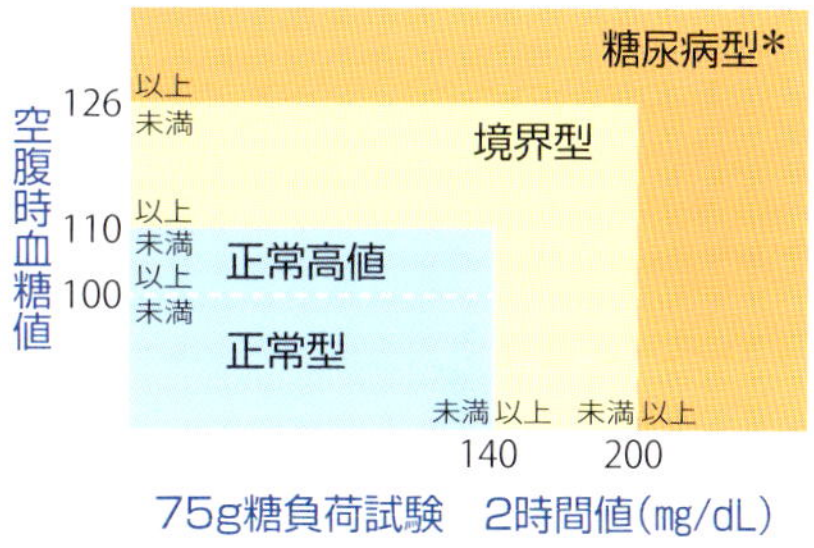

*随時血糖値200mg/dL以上及びHbA1c(NGSP)6.5%以上の場合も糖尿病型とみなす

◇ 糖尿病の三大合併症 ◇

血糖値が高い状態を放置していると、末梢の血管が傷つけられ、網膜症や神経障害、腎症などの合併症を引き起こす

糖尿病性網膜症

眼底の毛細血管が障害され、眼底出血を起こすようになる。進行すると視力が低下し、失明することも!!

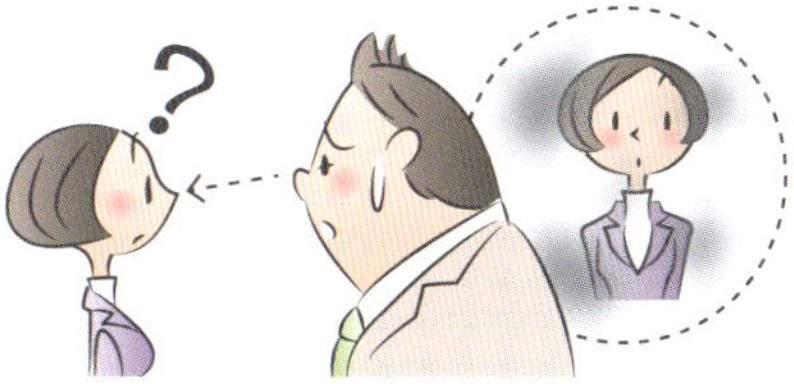

糖尿病性神経障害

手足のしびれや感覚の麻痺などではじまることが多く、最悪の場合は壊疽《えそ》を起こし、足の切断を余儀なくされることもある

糖尿病性腎症

腎機能が障害され、尿中にタンパクが出たり、むくみを生じたりする。進行すると慢性腎不全に陥り、人工透析が必要になることも!!

高血圧

高血圧も、高尿酸血症に合併しやすい病気の1つです。高血圧と高尿酸血症の関係については古くから指摘されており、国内外の研究で、高尿酸血症の人は高血圧になりやすいことがわかっています。

高血圧とは、何らかの原因で血圧をコントロールする機能が障害され、慢性的に血圧が高すぎる状態が続くものをいいます。

高血圧になると、常に血管の壁に強い圧力（血圧）がかかるため、血管壁が傷つき、そこからコレステロールや中性脂肪が入り込んで、血管が厚く硬くなります。これが動脈硬化と呼ばれる状態です。高血圧を放置していると、ますます動脈硬化が進行し、命にもかかわる心筋梗塞《こうそく》や脳卒中のリスクが高くなります。

高尿酸血症と高血圧が合併しやすい理由は、いくつか考えられます。1つは、両者に共通する要因、すなわち食べすぎや運動不足などによる内臓脂肪型肥満です。内臓脂肪型肥満があると、インスリン抵抗性による高インスリン血症になりやすく、インスリン血液中にインスリンが増えすぎると、腎臓からの尿酸の排泄が低下するとともに、ナトリウムの排泄も低下します。

体内の尿酸が過剰になると高尿酸血症になりますが、ナトリウムが過剰になると、体内のナトリウム濃度を一定に保つために、心臓から送り出される血液量が増え、高血圧を生じるのです。

一方で、尿酸値が高いと、尿酸が腎臓に沈着して腎機能が低下することがあります。これによっても、ナトリウムの排泄が低下します。

なお、高血圧の治療薬のなかには、尿酸値を上げる作用を持つものがあります（51頁）。高尿酸血症と高血圧を合併している場合は、高血圧治療に用いる薬にも注意が必要です。

高尿酸血症の合併症②――高血圧

高尿酸血症と高血圧は合併しやすい。その要因は「内臓脂肪型肥満」にあるといわれている

◇ 高血圧の診断基準 ◇

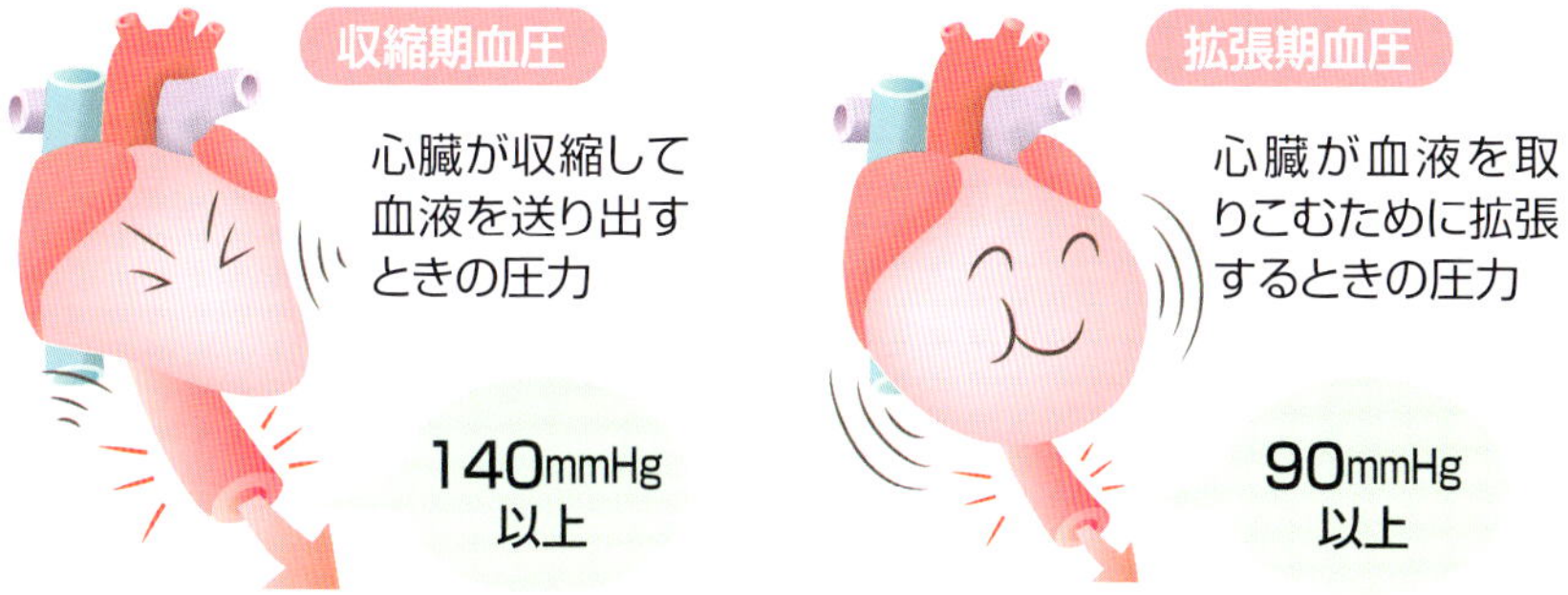

◇ 高尿酸血症と高血圧が合併しやすい理由は… ◇

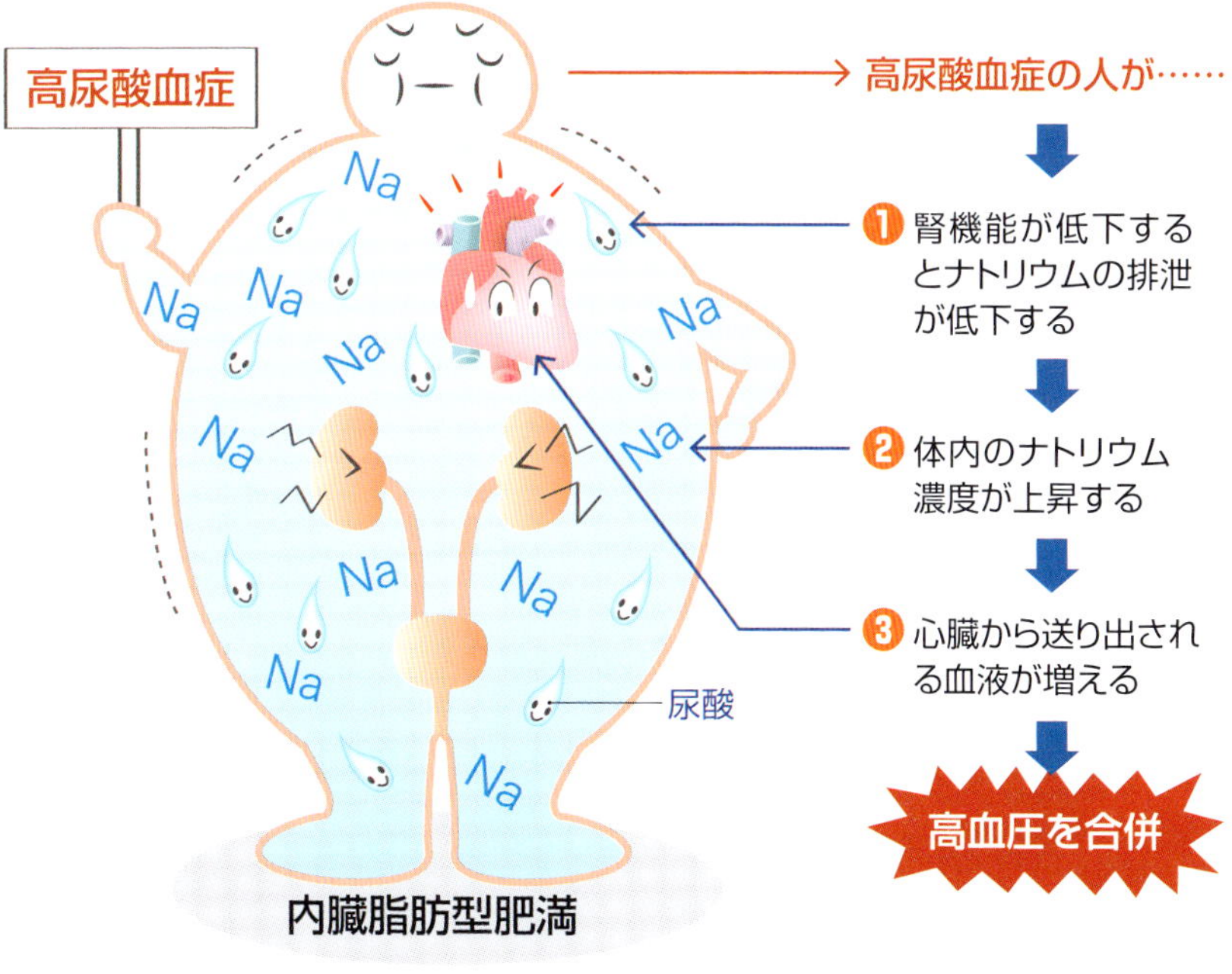

脂質異常症

通常、血液中の脂質は一定の量に保たれるよう調節されています。しかし、体内で脂質がうまく処理されなかったり、食事からとる脂質が多すぎたりすると、血液中の脂質の値が異常に高くなったり低くなったりすることがあります。

これを脂質異常症といい、中性脂肪が多すぎる高中性脂肪血症、LDL（悪玉）コレステロールが多すぎる高LDLコレステロール血症、HDL（善玉）コレステロールが少なすぎる低HDLコレステロール血症の3タイプがあります。

脂質異常症の原因の多くは食べすぎや飲みすぎ、運動不足などといった生活習慣と、それによる肥満にあります。なかでも、動物性脂肪やコレステロールの多い食品を好んで食べる人、脂質や糖分の多い高カロリー食に偏りがちの人などは、最も脂質異常症になりやすいといえます。

そして、これらの条件を見れば、すでにお気づきのことでしょう。高尿酸血症になりやすい条件と見事に重なります。高尿酸血症の人が脂質異常症を起こしやすいのも当然といえるのです。

脂質異常症のなかでも、高尿酸血症にとくに合併しやすいのは高中性脂肪血症です。逆に、高中性脂肪血症の人は、高尿酸血症を合併しやすいといえます。その原因として考えられるのが、糖尿病や高血圧と同様、インスリン抵抗性です。内臓脂肪型肥満に起因して起こるインスリン抵抗性は、糖の代謝を妨げ、糖から新たにプリン体を合成して尿酸を増やすとともに、糖からつくられる中性脂肪を増やすとされています。

脂質異常症になると、増えすぎた脂質が血管の内壁に付着して、動脈硬化を進行させます。心筋梗塞や脳卒中のリスクを減らすためにも、脂質のコントロールが重要になります。

高尿酸血症の合併症③——脂質異常症

食事からとる脂質が多すぎると、血液中の脂質の値が異常に高くなる。これを脂質異常症という

◇ 脂質異常症の診断基準 ◇

以下のうち、いずれか1つでも当てはまる場合は、脂質異常症と診断される

- □ 高中性脂肪血症……………中性脂肪値 150mg/dL以上
- □ 高LDLコレステロール血症……LDLコレステロール値 140mg/dL以上
- □ 低HDLコレステロール血症……HDLコレステロール値 40mg/dL未満

高尿酸血症の人と脂質異常症の人の生活習慣は似ている

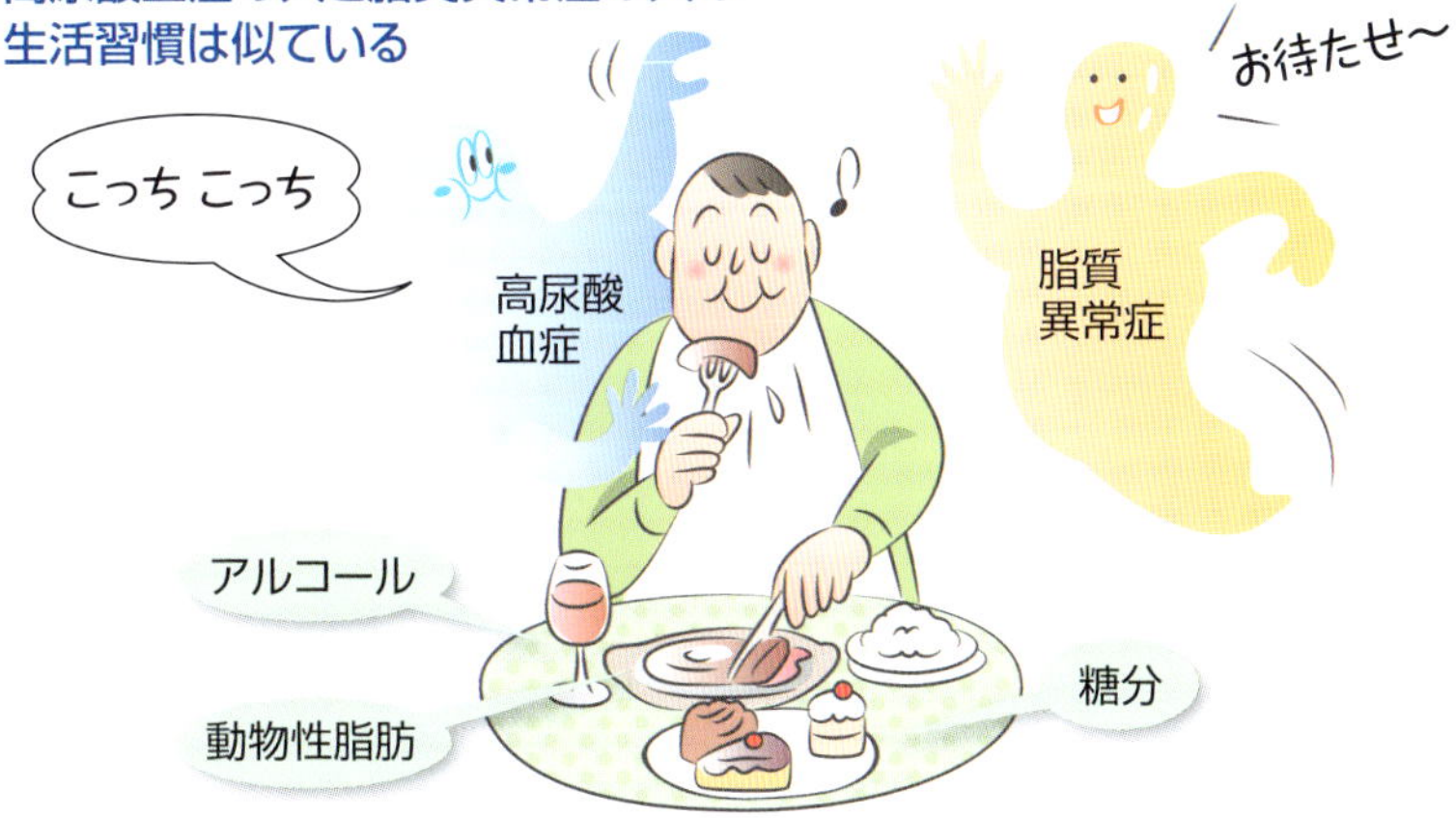

これらを続けていると……

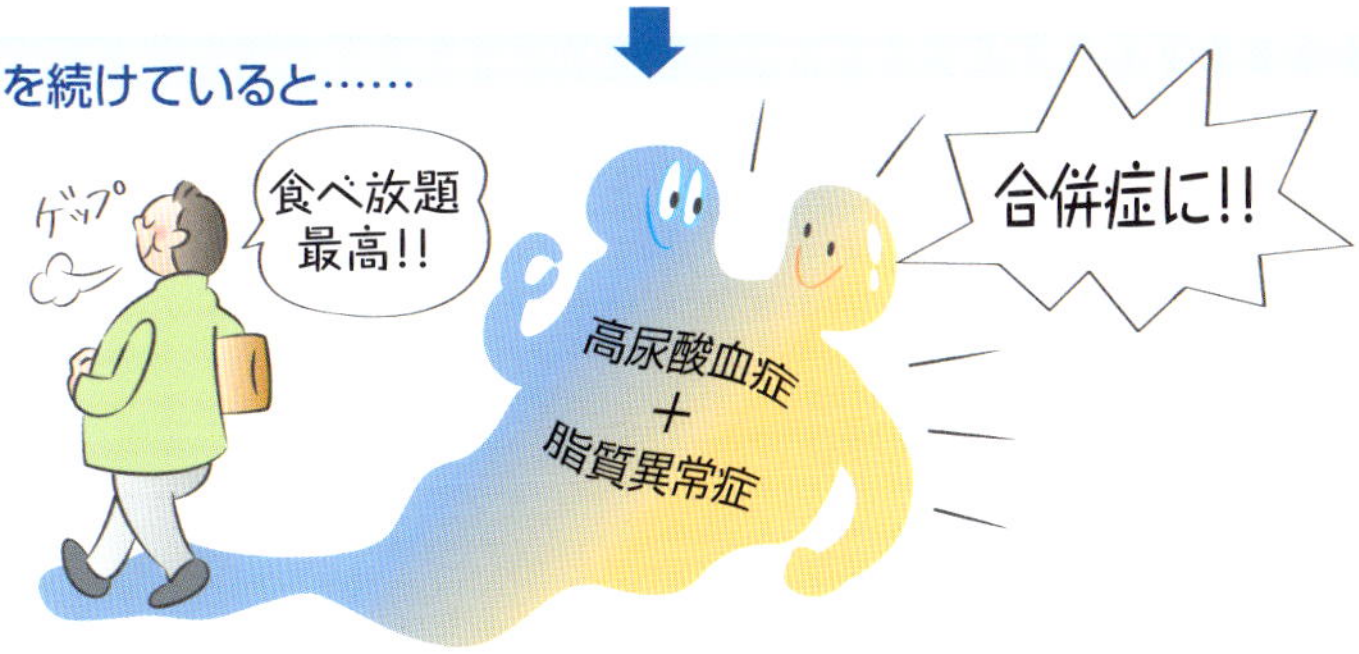

動脈硬化～脳・心血管障害

動脈とは、心臓から送り出された血液を全身へ運ぶための血管です。心臓から続く大動脈にはじまり、枝分かれしながら段々と細くなり、末端では髪の毛よりも細い細《さい》動脈となります。この動脈の壁が厚く硬くなり、そのため内腔が狭くなって、血液が流れにくくなった状態が動脈硬化です。

動脈硬化が進行すると、脳梗塞《こうそく》などの脳血管障害や、狭心症や心筋梗塞といった心血管障害が起こりやすくなります。いずれも突然死につながることもある恐ろしい病気です。

かつては、高尿酸血症や痛風の患者さんが死亡する原因として大きな割合を占めていたのは、腎不全による尿毒症《にょうどくしょう》（62頁）でした。しかし、最近は薬物療法などが進んで腎不全は減り、代わって増えているのが動脈硬化による脳・心血管障害です。

動脈硬化は老化現象の1つでもあるのですが、動脈硬化の進み方には個人差があります。その個人差を左右するのが、肥満や高血圧、糖尿病、脂質異常症、喫煙、ストレスなどの危険因子です。

最近はメタボリックシンドロームとして、内臓脂肪型肥満に高血圧、糖尿病、脂質異常症が重なることで、動脈硬化がいっそう進行することもわかっています。

そして、この内臓脂肪型肥満によるメタボリックシンドロームの病態に高尿酸血症が深くかかわっているということは、先にも述べたとおりです。

さらに、尿酸値が高い状態が続くと、尿酸が血管内に炎症を引き起こし、動脈硬化を促進するともいわれています。

突然死という最悪の事態に陥らないためにも、尿酸値をしっかりコントロールすると同時に、肥満や生活習慣を改善し、さまざまな合併症予防に努めることが大切といえます。

高尿酸血症の合併症④——動脈硬化

動脈硬化とは、全身に血液を送る血管（動脈）にコレステロールや中性脂肪がたまって、内腔が狭くなった状態をいう

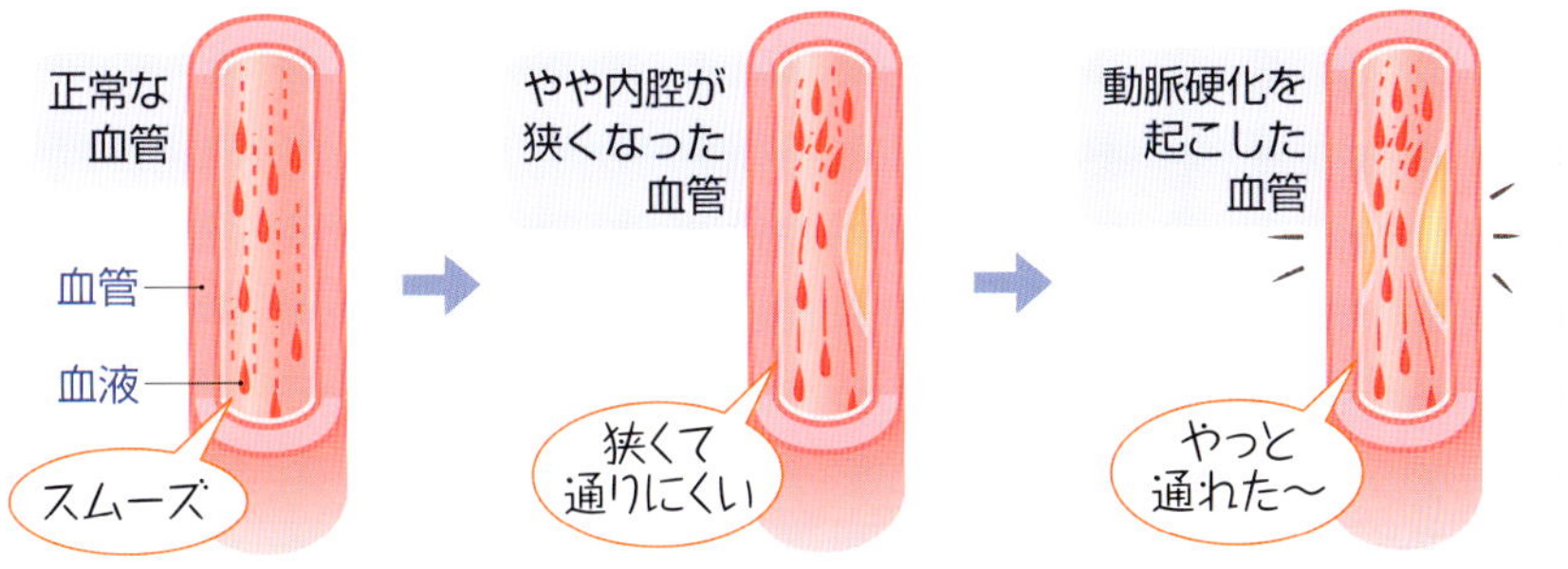

動脈硬化が進行すると……

脳で起こる血管障害

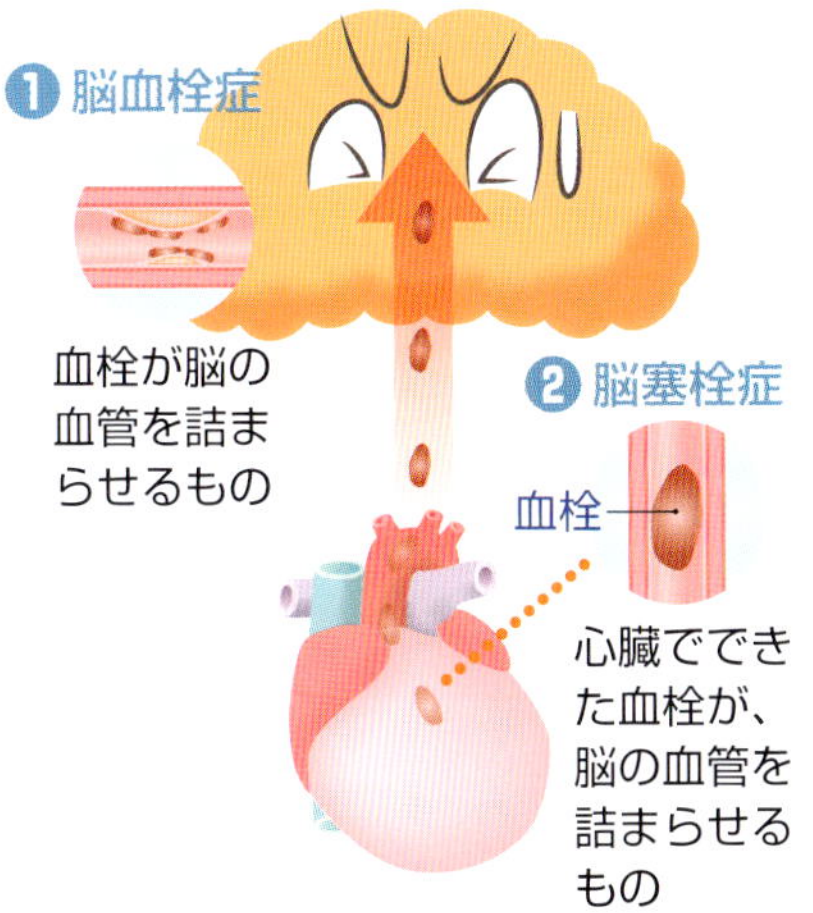

心臓でできた血栓が、脳の血管を詰まらせるもの

心臓で起こる血管障害

虚血性心疾患

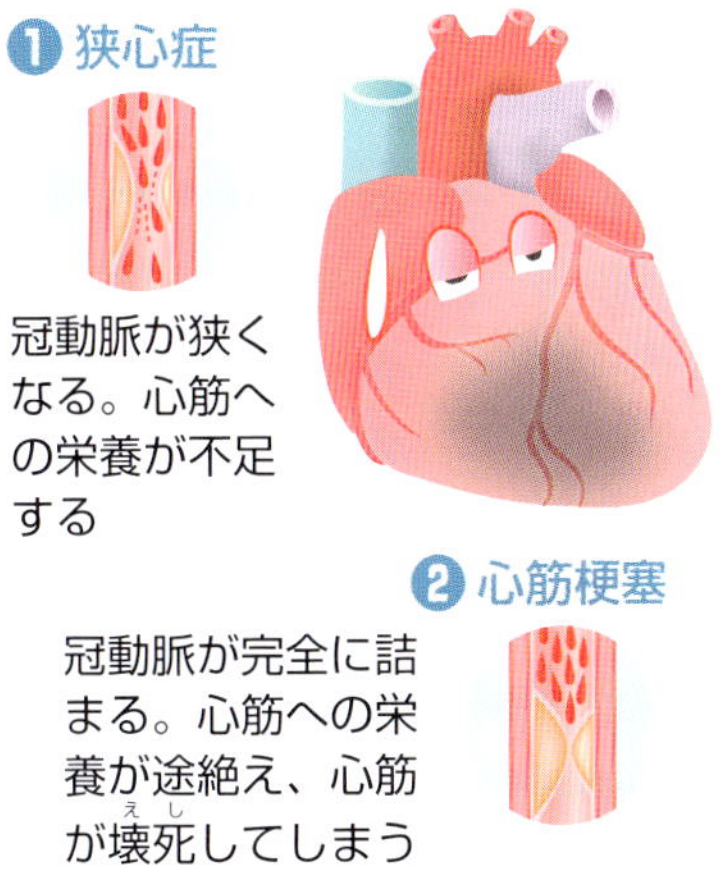

冠動脈が狭くなる。心筋への栄養が不足する

冠動脈が完全に詰まる。心筋への栄養が途絶え、心筋が壊死《えし》してしまう

尿酸値が高い状態が続くと、尿酸が血管内に炎症を引き起こし、動脈硬化を促進するともいわれている

腎障害①～痛風腎

高尿酸血症の合併症のなかには、増えすぎた尿酸が直接の原因となって引き起こされるものもあります。

体内の尿酸は、腎臓に集められ、尿と一緒に排泄されます。そのため、高尿酸血症になって尿酸の排泄量が多くなると、腎臓に負担がかかり、腎障害を起こすことがあるのです。腎障害は、高尿酸血症や痛風と最も密接な関係にある合併症といえます。

腎臓は血液をろ過して尿をつくり、老廃物や有害物質を尿として排泄するという重要な役割を担っています。また、尿の量や濃度を調節して体内の水分や塩分を一定に保ったり、血圧を調節したりするのも腎機能の1つです。

体内の尿酸は、血液によって腎臓に運ばれ、まずは毛細血管のかたまりである糸球体《しきゅうたい》という組織でろ過されます。この段階の尿を原尿《げんにょう》といい、まだまだ利用できる栄養素や成分が含まれています。

そこで、糸球体でろ過された原尿は、尿細管《にょうさいかん》に流れ込み、ここで再利用できる栄養素や成分とともに、尿酸の一部が再吸収されます。そして、再吸収をくり返しながら尿の濃度を調節し、尿路を通って排泄されていきます。

高尿酸血症になると、腎臓に運ばれる尿酸の量が増え、尿中の尿酸濃度が高くなります。尿酸は水に溶けにくい性質があるため、尿に溶け切らなかった尿酸はナトリウムと結びつき、結晶化します。尿酸値が高すぎる状態が長期間続くと、この尿酸ナトリウム結晶が腎臓の組織に沈着して炎症が起き、腎機能を低下させていくのです。

このような状態を「痛風腎《つうふうじん》」といいます。痛風腎で腎機能が低下すると、ますます尿酸の排泄が悪くなり、さらに腎障害を悪化させるという悪循環に陥ります。

腎臓のしくみと痛風腎

腎臓の構造　　腎臓の役目

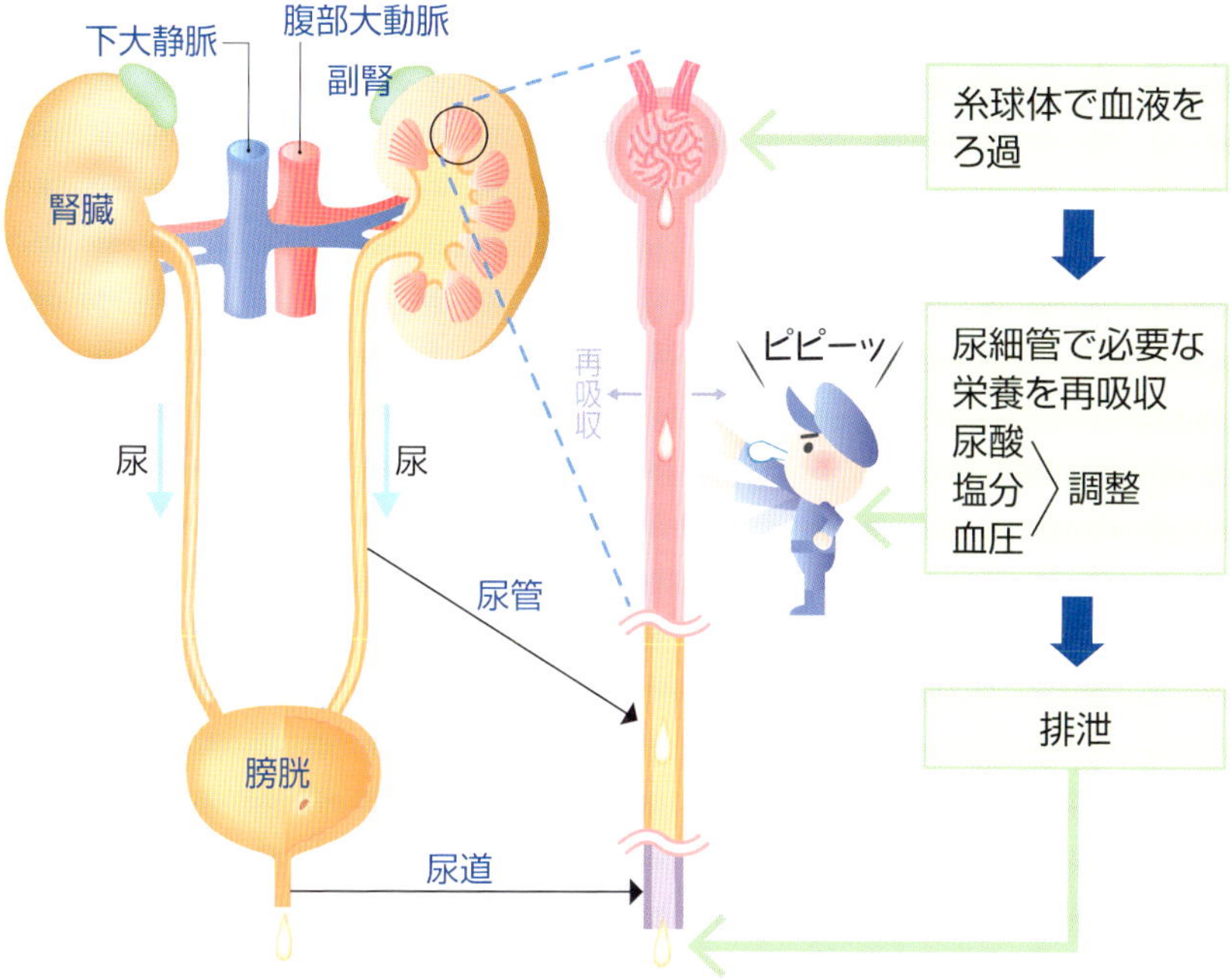

ところが尿中の尿酸濃度が高くなると……

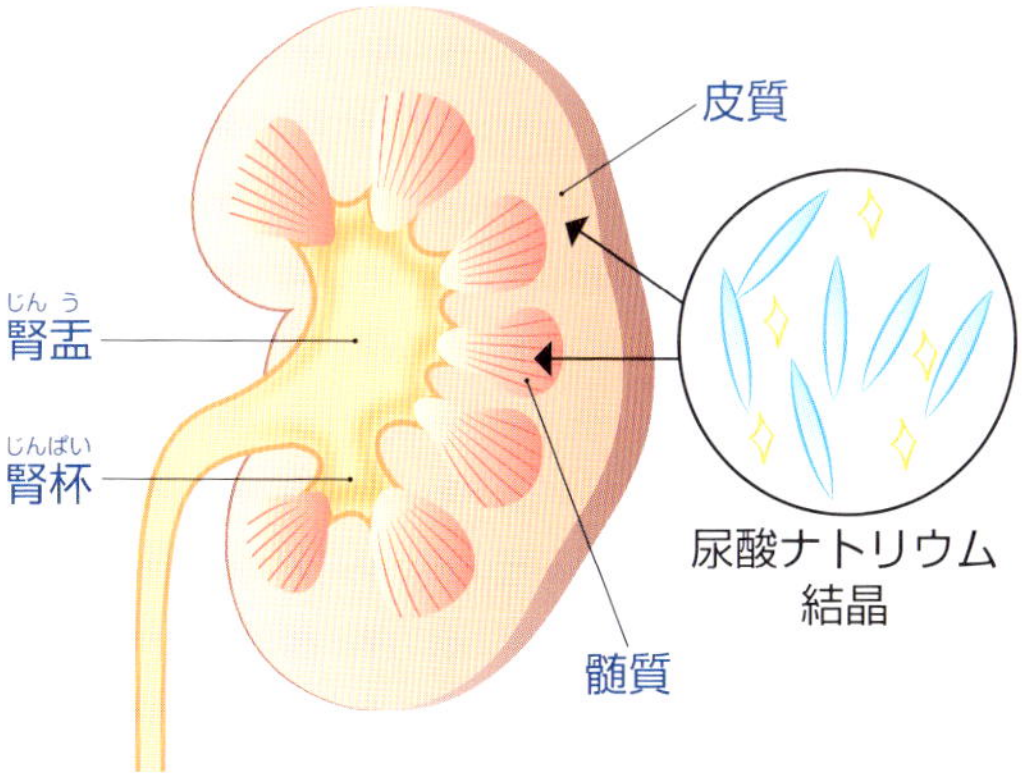

尿酸はナトリウムと結びつき、結晶化。皮質や髄質に沈着し、腎機能を低下させる

これを
「痛風腎」
という

腎障害②〜慢性腎臓病、慢性腎不全

高尿酸血症や痛風腎を放置し、腎機能が正常な人の60％以下に低下すると、慢性腎臓病（CKD）と呼ばれる状態になります。

慢性腎臓病とは、1つの病気をあらわす病名ではなく、尿検査や血液検査などによって、腎機能低下や尿たんぱくが3カ月以上に渡って確認されたときに診断されます。そのため、高尿酸血症や痛風腎だけでなく、慢性的に経過するすべての腎臓病が慢性腎臓病の原因になります。たとえば、糖尿病による糖尿病性腎症や、高血圧によって腎臓の細い血管に動脈硬化が起こり、腎臓が硬く萎縮《いしゅく》する腎硬化症なども、慢性腎臓病を悪化させる原因となります。

腎臓はがまん強い臓器なので、腎機能がかなり低下するまで自覚症状を表しません。しかし、放置していると病気は静かに進行し、やがて慢性腎不全に陥ります。腎不全によって体内の老廃物を排泄できなくなると、有毒な物質が全身にまわって「尿毒《にょうどく》症《しょう》」を引き起こします。

かつては、痛風腎から尿毒症になり、命を落とす例も少なくありませんでした。現在は尿酸値をコントロールする治療が進み、痛風腎による尿毒症で亡くなる人はほとんどいなくなりましたが、油断はできません。痛風や高尿酸血症の人は、痛風腎ではなくても慢性腎臓病になっていることが多いからです。慢性腎不全になると、低下した腎機能を取り戻すことができず、人工透析*が必要になることもあります。さらに、慢性腎臓病は生活習慣病やメタボリックシンドロームとも関係が深く、進行すると動脈硬化を悪化させ、脳・心血管障害につながることもわかっています。

くり返しになりますが、このような事態を防ぐためにも、高尿酸血症の治療と同時に、肥満や生活習慣を改善して、さまざまな合併症の予防に努めることが何よりも重要です。

用語解説 人工透析　人工的に血液をろ過する治療法。血液を体外へ出し、透析回路を通過させて血液中の老廃物をろ過したあと、きれいになった血液を再び体内に戻す。

慢性腎臓病の進み方

◇ 慢性腎臓病（CKD）の診断基準 ◇

以下のいずれか1つ、または両方が3カ月以上続いたときに慢性腎臓病と診断される

- ☐ 尿たんぱく…………………………陽性
- ☐ 推算糸球体ろ過量(eGFR)………60mL/分/1.73㎡

◇ 腎機能のステージ分類 ◇

ステージ	推算GFR値 (mL/分/1.73㎡)	腎機能の程度	症状	治療法
ステージ1	90以上	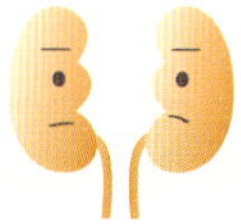	・自覚症状はほとんどない ・たんぱく尿、血尿	生活改善・食事療法・薬物療法
ステージ2	89～60			
ステージ3a	59～45	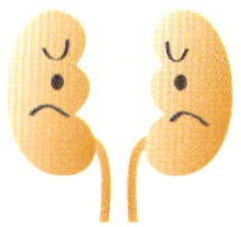	・夜間頻尿 ・血圧上昇 ・貧血	
ステージ3b	44～30			
ステージ4	29～15	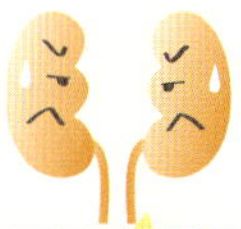	・疲労感、倦怠感 ・むくみ	透析療法・腎移植などの準備
ステージ5	15未満	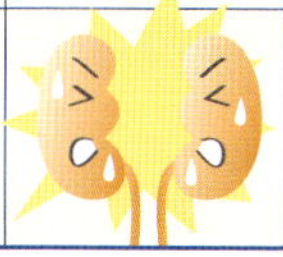	・食欲低下 ・吐き気 ・息苦しい ・尿量減少	

尿路結石

最後に紹介する合併症は、これも増えすぎた尿酸が直接引き金となって起こる病気です。

腎臓の糸球体でろ過された尿は、尿細管で再吸収されたあと、腎杯《じんぱい》、腎盂《じんう》、尿管を通って膀胱にたくわえられ、最後は尿道から排泄されます。この一連の経路を尿路といい、尿路のどこかにできた結石を尿路結石といいます。

尿路結石の多くは腎臓でつくられ、10㎜以下の小さなものは尿管を通って膀胱や尿道まで降りてくることもあります。そして、結石が見つかった部位によって、腎結石、腎盂結石、尿管結石、膀胱結石、尿道結石と呼び名が変わります。

結石が腎臓にとどまっているうちは、これといった自覚症状はありません。しかし、結石が尿とともに降りてきて尿路のどこかで詰まると、息もできないほどの激痛が起こります。また、結石が動いて尿路を傷つけると、血尿がみられることもあります。

結石の主成分には、シュウ酸カルシウムやリン酸カルシウム、リン酸マグネシウムアンモニウム、尿酸などがあり、高尿酸血症や痛風では尿酸結石も多くみられますが、シュウ酸カルシウム結石もしばしばみられます。尿中の尿酸濃度が高くなると、尿酸がナトリウムと結合して結晶化し、これが固まって結石をつくります。尿酸結晶が核となって、まわりにシュウ酸カルシウムなどが沈着することもあります。

また、高尿酸血症やメタボリックシンドロームの人は、尿のpH《ペーハー》（酸性とアルカリ性の程度を示す指数）が酸性に傾くため、もともと水に溶けにくい尿酸がさらに溶けにくくなり、結石をつくりやすくなるのです。そのため、尿酸値の高い人ほど結石ができやすいといえます。

つぎに第3章では、尿酸ナトリウム結晶が引き起こす「痛風発作」について、くわしく解説します。

結石ができやすい場所

尿酸値が高いと尿が酸性に傾く。そのため尿酸はさらに溶けにくくなり、結石をつくりやすくなる

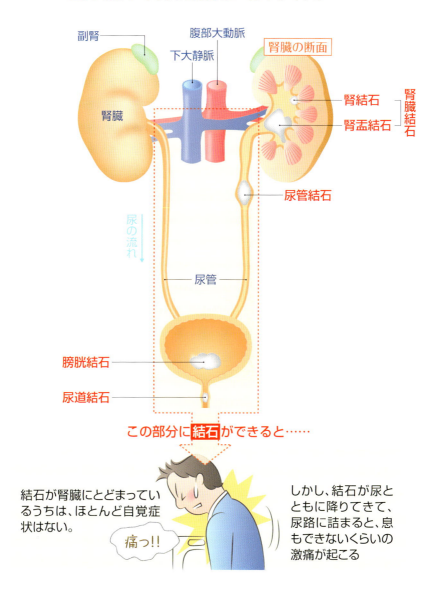

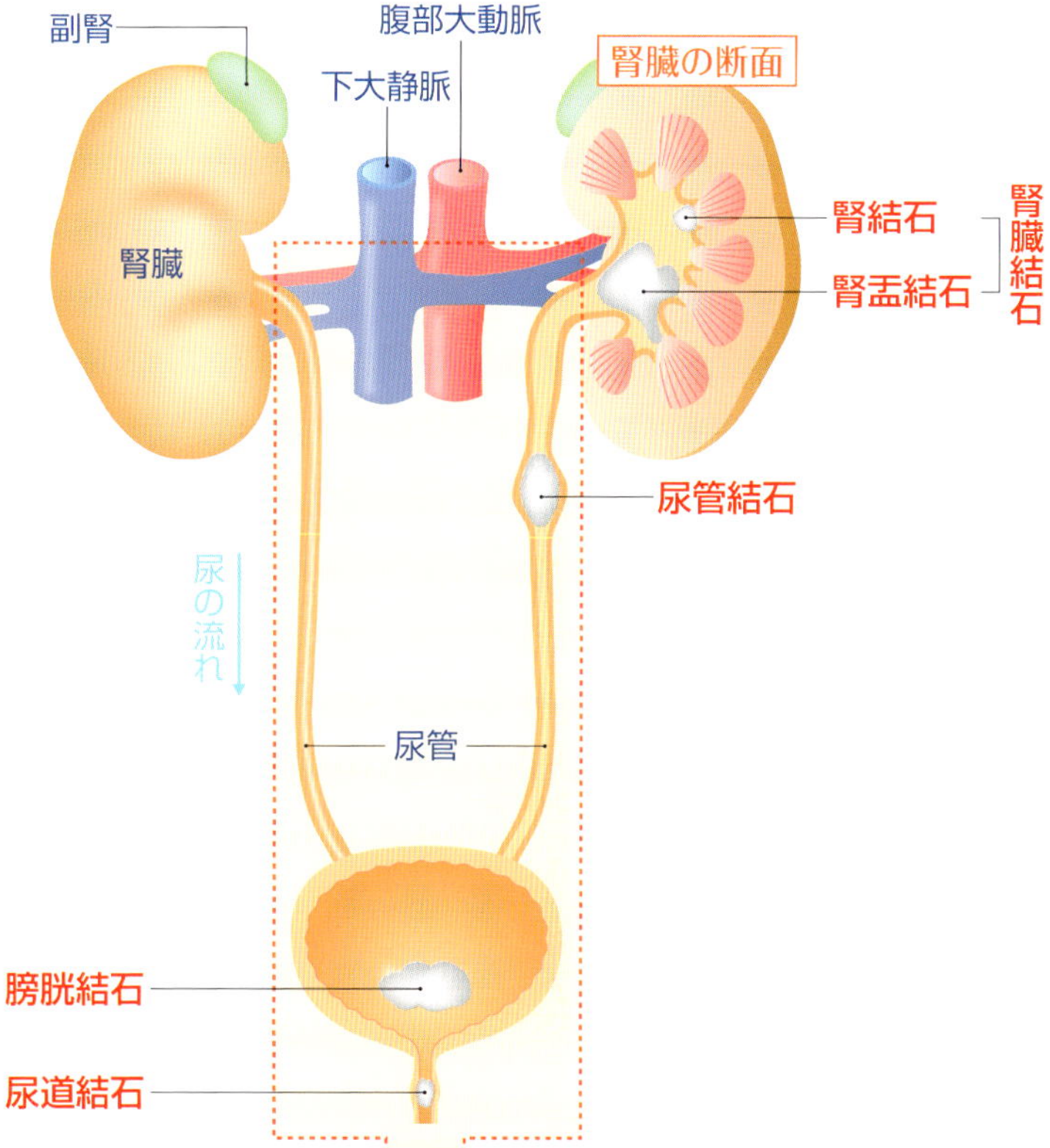

この部分に結石ができると……

結石が腎臓にとどまっているうちは、ほとんど自覚症状はない。

しかし、結石が尿とともに降りてきて、尿路に詰まると、息もできないくらいの激痛が起こる

column

低尿酸血症

尿酸値が高すぎると、からだにさまざまな弊害をもたらします。また、尿酸について語るときは、よく「老廃物」という言い方がされます。尿酸は本当に私たちのからだに一切不要なものなのでしょうか?

実は、悪玉イメージの強い尿酸にも、からだに有用な働きがあることがわかってきました。それは、「抗酸化作用」です。抗酸化作用とは、がんや老化などの原因となる活性酸素を無害化する作用をいいます。健康な人の体内には、常に一定量の尿酸がたくわえられていますが、これには重要な意味があるのです。尿酸は多すぎても少なすぎてもいけません。

尿酸値が高すぎるものを「高尿酸血症」というのに対して、尿酸値が低すぎるものは「低尿酸血症」といいます。低尿酸血症と診断される基準値は 2.0 ㎎ /dL以下です。高尿酸血症は男性に多くみられますが、低尿酸血症はもともと尿酸値が低めの女性に多いのが特徴です。

低尿酸血症には、尿酸をつくる酵素が生まれつき欠けている特殊なものもありますが、ほとんどは腎臓から尿酸をどんどん排泄してしまう「腎性低尿酸血症」です。腎臓に運ばれた尿酸は、糸球体でろ過されたあと、尿細管で再吸収されます。しかし、腎性低尿酸血症の場合、十分に再吸収が行われず、通常よりもたくさんの尿酸が尿と一緒に排泄されてしまうのです。

腎性低尿酸血症の人は、尿中の尿酸濃度が極端に高くなるため、尿酸が結晶化しやすく、尿路結石を起こしやすくなります。また、運動後に急性心不全を起こすことがあるので注意が必要です。

第3章

突然、激痛が襲う！痛風の正体は

ある日突然、激痛に襲われる痛風。しかし、痛風は痛いだけの病気ではありません。激痛発作は、体内にたまった尿酸が全身を蝕《むしば》もうとしている証《あかし》でもあるのです。痛風という危険信号を正しく受け止めてください。

痛風とはどんな病気？

高い尿酸値を放置すると

痛風とは、ある日突然、足の親指などの関節が腫れて、猛烈な痛みにおそわれる病気です。ただし、「ある日突然」といっても、誰にでも何の原因もなく起こるわけではありません。痛風の前には必ず高尿酸血症があり、高尿酸血症を放置した結果、起こるのが痛風の激痛発作です。

では、高尿酸血症はどのような段階を経て、痛風に至るのでしょうか？

血液中の尿酸値が7・0㎎／dLを超えると、高尿酸血症と診断されます。ただ、尿酸値が7・0㎎／dLを超えただけでは、これといった自覚症状はありません。しかし、高尿酸血症の状態が持続することによって、尿酸は結晶化し、関節や尿路などにたまっていきます。自覚症状のないこの時期は、「無症候性高尿酸血症期」とよばれています。

無症候性高尿酸血症期に適切な治療を怠ると、ある日突然、関節にたまった尿酸結晶が炎症を引き起こし、激痛発作が起こります。痛風の発症です。痛風発作が一度でも起これば次の段階、「急性痛風発作期」に入ったと考えます。

痛風発作は1回で終わるわけではありません。尿酸値を高いまま放置していると、確実に再発します。全く症状のない時期（間欠期）と痛風発作をくり返すのが、この時期です。

それでも高尿酸血症を治療せずにいると、痛風が進行して、症状が慢性化する「慢性結節性痛風期」に入ります。痛風発作が頻発し、症状が治まらないうちに次の発作を起こすようになります。また、尿酸結晶が関節の周囲などにたまる痛風結節があらわれることもあります。

高尿酸血症から痛風へ

高尿酸血症は以下のような段階を経て痛風に至る

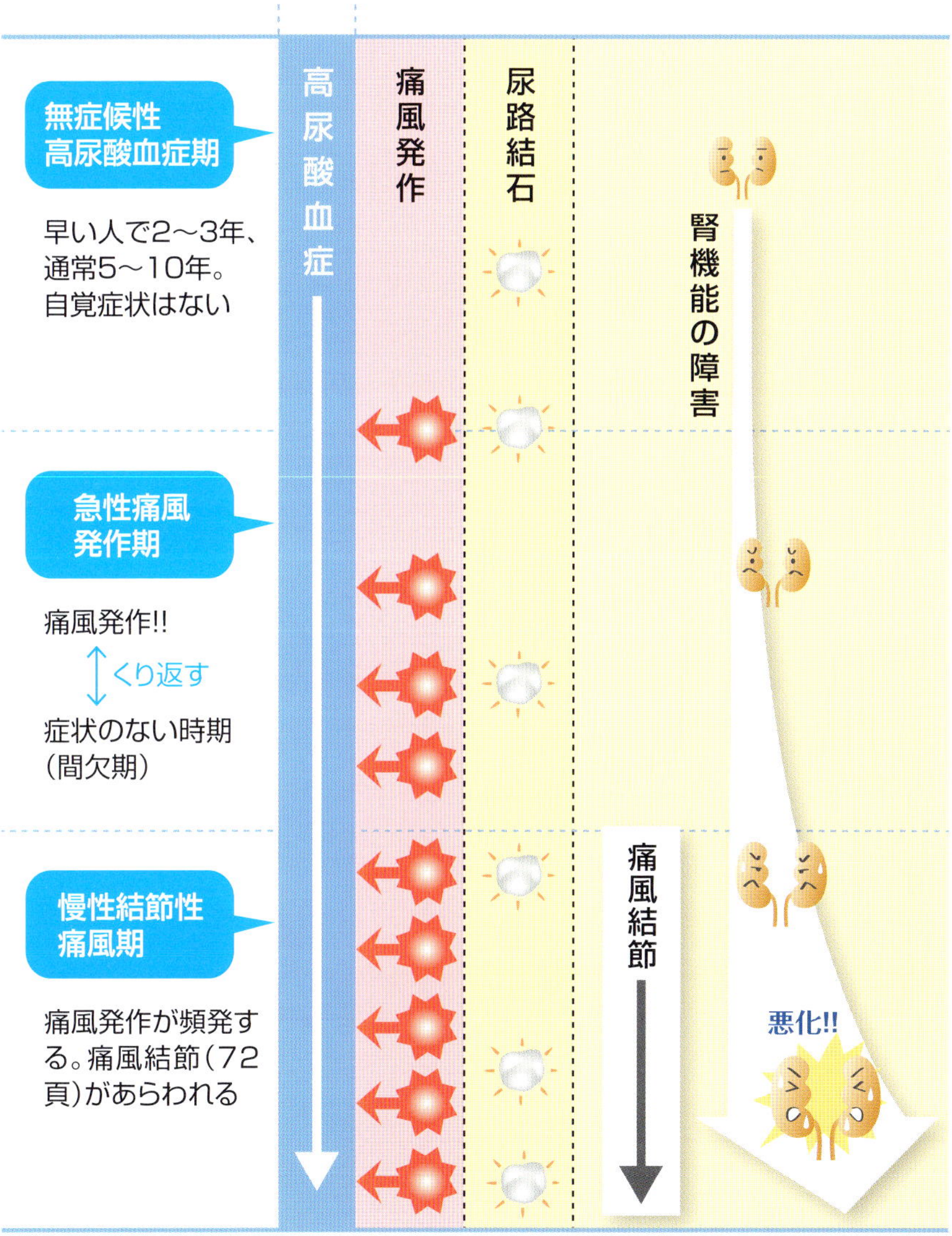

山中　寿：尿酸値を下げたいあなたへ．保健同人社，2008.P27より改変

白血球と尿酸結晶の戦いが痛風発作の原因

高尿酸血症を長年放置していると、やがて関節にたまった尿酸結晶が関節炎を引き起こします。これが痛風発作の原因です。つまり、尿酸結晶が関節にたまるだけでは、激しい痛みをともなう発作が起きるとは限らず、炎症が起こってはじめて痛みが出てくるのです。

それでは、痛風の関節炎が起きるメカニズムを、さらにくわしく見てみることにしましょう。

血液中の尿酸値が7.0㎎／dLを超えた状態が長く続くと、血液中に溶け切らなかった尿酸は尿酸ナトリウムという結晶をつくり、関節や腎臓などの組織に少しずつたまっていきます。

尿酸ナトリウムの結晶を顕微鏡で見てみると、白くキラキラと輝いて見えます。先端は鋭く尖《とが》り、針葉のようなかたちをしています。この一見きれいに見える結晶が、体内では「異物」として認識されるのです。

私たちのからだには、免疫という機能が備わっており、体内に細菌やウイルスなどの異物が侵入すると、白血球を中心とする免疫細胞*たちがこれを攻撃して排除するしくみになっています。

尿酸結晶が関節の組織にとどまっている間は、異物として認識されることはなく、炎症も起こりません。しかし、結晶の一部が組織からはがれ落ちて関節液の中に入ると、からだはそれを異物と認識して、白血球の攻撃が始まります。

白血球は尿酸結晶を排除するため、自分の細胞内に異物を取り込み（貪食《どんしょく》という）、酵素によって溶かそうとします。しかし、人間はもともと尿酸を分解する酵素を持っていません。白血球は尿酸結晶を排除できず、自分自身が自滅してしまいます。このとき、白血球から炎症を起こすさまざまな生理活性物質が放出され、それが激しい痛みや腫れ・発赤《ほっせき》を引き起こすのです。

用語解説　免疫細胞　からだの免疫機能を担う細胞のことで、血液中の白血球のことをいう。マクロファージ、Ｔ細胞、Ｂ細胞、ＮＫ細胞、好中球、好酸球などからなる。

痛風の発作はこうして起こる

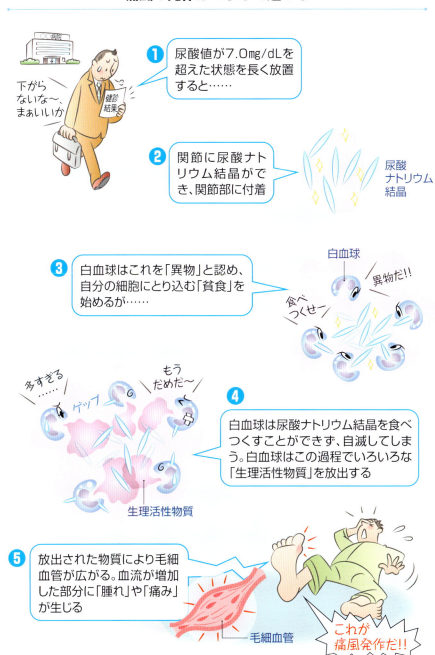

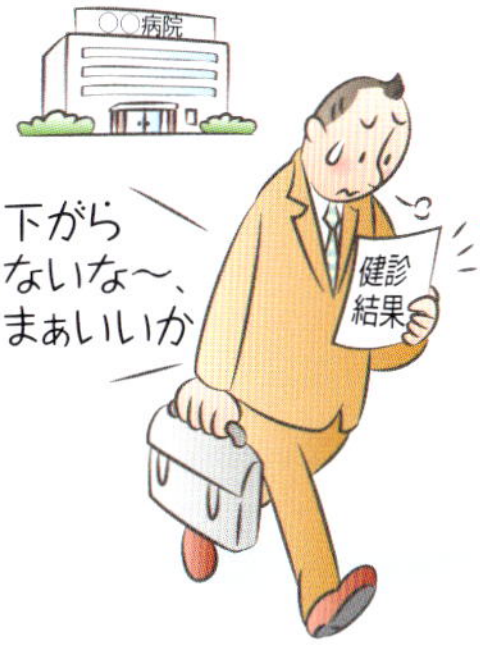

❶ 尿酸値が7.0mg/dLを超えた状態を長く放置すると……

❷ 関節に尿酸ナトリウム結晶ができ、関節部に付着

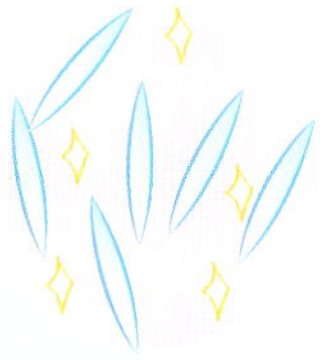

❸ 白血球はこれを「異物」と認め、自分の細胞にとり込む「貪食」を始めるが……

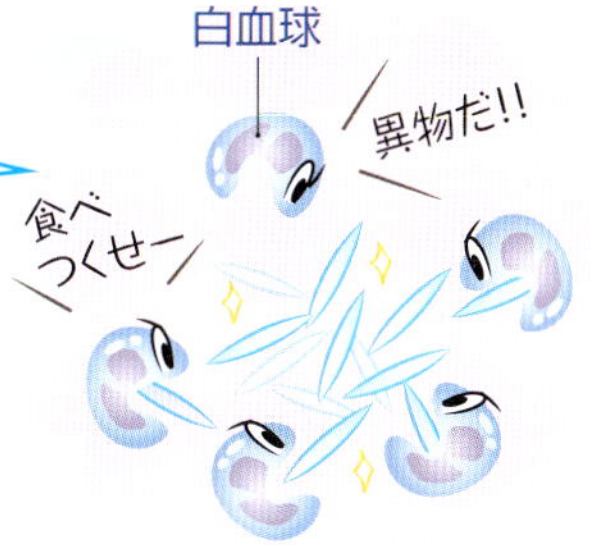

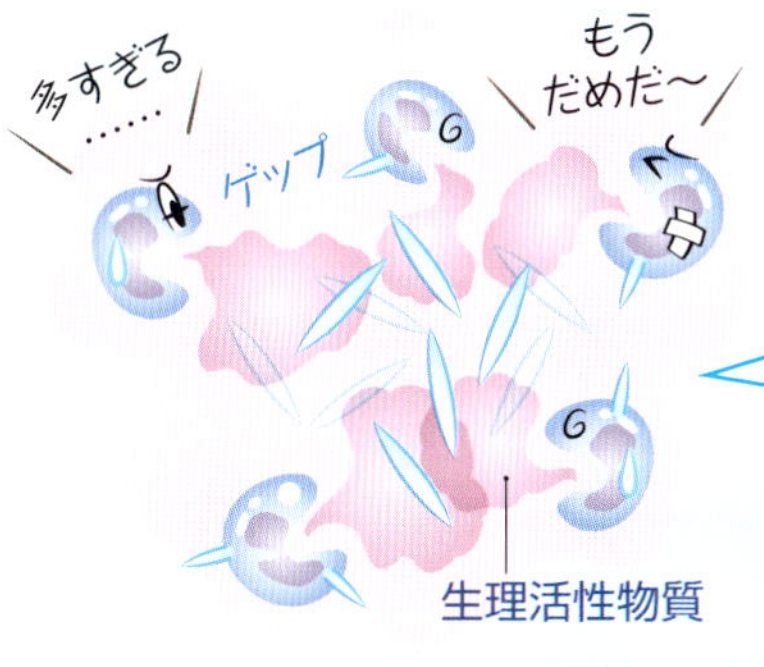

❹ 白血球は尿酸ナトリウム結晶を食べつくすことができず、自滅してしまう。白血球はこの過程でいろいろな「生理活性物質」を放出する

❺ 放出された物質により毛細血管が広がる。血流が増加した部分に「腫れ」や「痛み」が生じる

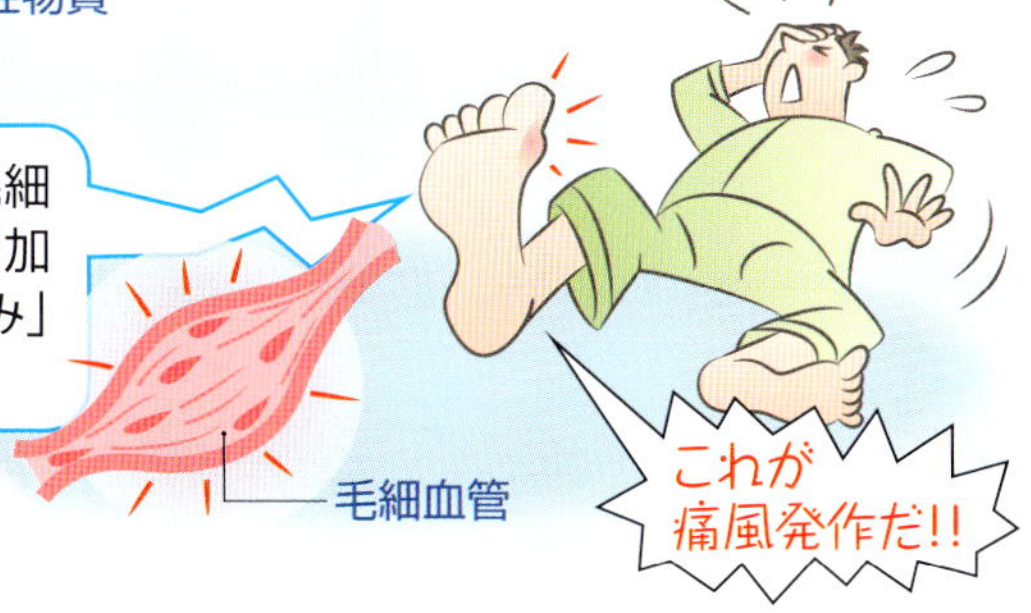

痛風発作が起こる部位は

尿酸値が高い状態が続いていると、尿酸結晶は全身のどこにでもたまる可能性がありますが、最もたまりやすいのが関節です。

関節のなかでも、痛風発作が起こりやすい部位といえば、みなさんもご存知のとおり、足の親指のつけ根です。とくにはじめての発作はこの部位に起こることが多く、全体の約70％を占めます。

なぜ足の親指なのか、はっきりした原因はわかっていません。しかし、尿酸結晶がたまりやすい部位というものがあるようです。その特徴を挙げると、

●温度が低いところ
●酸性度が強いところ
●よく動かすところ
●負担がかかりやすいところ

となります。

こうした条件によく当てはまるのが関節であり、なかでも心臓から最も離れた温度の低い場所が足の指です。

さらに、足の親指のつけ根は、歩いたり、体重を支えたり、からだのバランスを保ったりと、常に負担がかかる場所でもあることから、最も発作を起こしやすいと考えられます。

ただ、痛風発作は足の親指以外の関節に発症することもあります。多くは、足の親指以外の指のつけ根、かかと、くるぶし、アキレス腱の周囲、ひざなど、ひざから下の下肢の関節に集中していますが（全体の約90％）、まれに手指や手首、ひじ、肩など上肢の関節に起こることもあります。

一方で、尿酸結晶がたまりやすい部位では、尿酸結晶がコブ状のかたまりをつくることがあり、これを痛風結節といいます。痛風結節は関節以外にも、体温の低い耳たぶなどによくみられます。

つぎに、発作が起こるきっかけは何かをみていきましょう。

痛風発作はこんな部位に起こりやすい

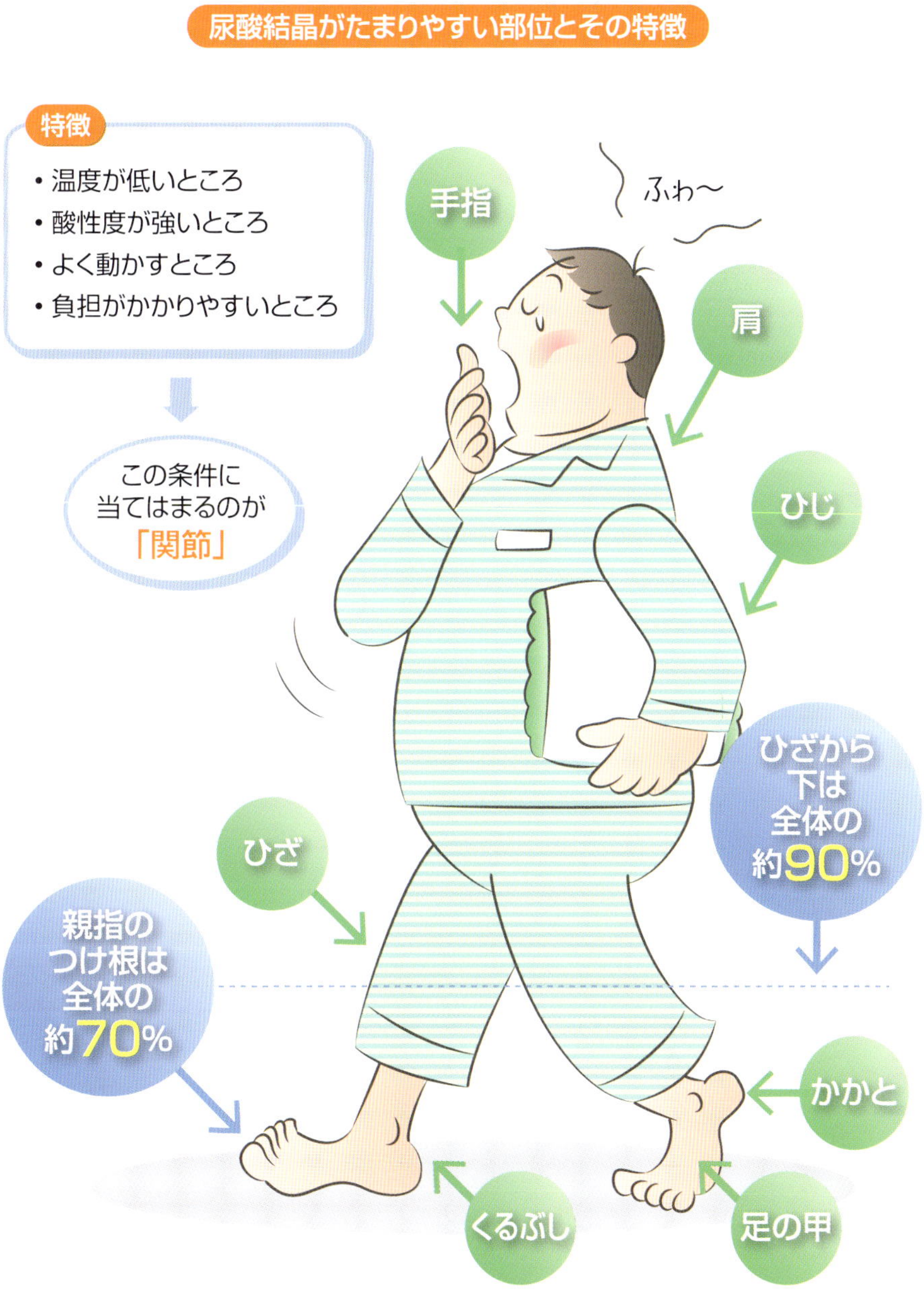

発作が起こりやすいシーンは

では、痛風発作はどんなときに起こりやすいのでしょうか？　痛風発作は、ある日突然起こるとよくいわれますが、発作を起こしやすい条件が重なる時間帯があるといいます。1日のなかで最も発作が起こりやすいのは、夜中から明け方にかけての時間帯です。その理由としては、就寝中は副交感神経が優位になるため、血圧が下がって血流が悪くなることや、体温が下がることなどが考えられます。

そのほかにも、尿酸値を上昇させる要因との関係から、痛風発作を起こしやすいきっかけとして、いくつか考えられるものがあります。

まず1つは運動です。激しい運動のあとは、尿酸値の急激な上昇を招くことがあり、発作のきっかけになりやすいといえます。長時間歩いたあとや、捻《ねん》挫《ざ》をしたあと、新しい靴にしたときなども、関節に負担がかかることから発作のきっかけになることがあります。

次に食事の影響ですが、過食やアルコールの飲みすぎ、プリン体やたんぱく質の過剰摂取は、発作を誘発する要因の1つとされています。

ストレスはどうでしょうか？　ストレスも尿酸値の上昇にかかわっていることから、強いストレスも発作のきっかけになると考えられます。残業が続いたとき、人間関係のトラブルなどで強いストレスを感じているときなどは要注意です。

また、夏の時期に多く、大量に汗をかいたあとや、水分の摂取不足などで体内の水分が減少すると、血液中や尿中の尿酸濃度が高まり、痛風発作を起こしやすくなります。

一方で、尿酸値が急激に低下したときにも、痛風発作が起こることがあります。高尿酸血症や痛風の薬物療法で尿酸降下薬の服用をはじめるときは、尿酸値を急激に低下させないよう、少量から開始するなどの注意が必要です（118頁参照）。

痛風発作のきっかけになりやすいシーン

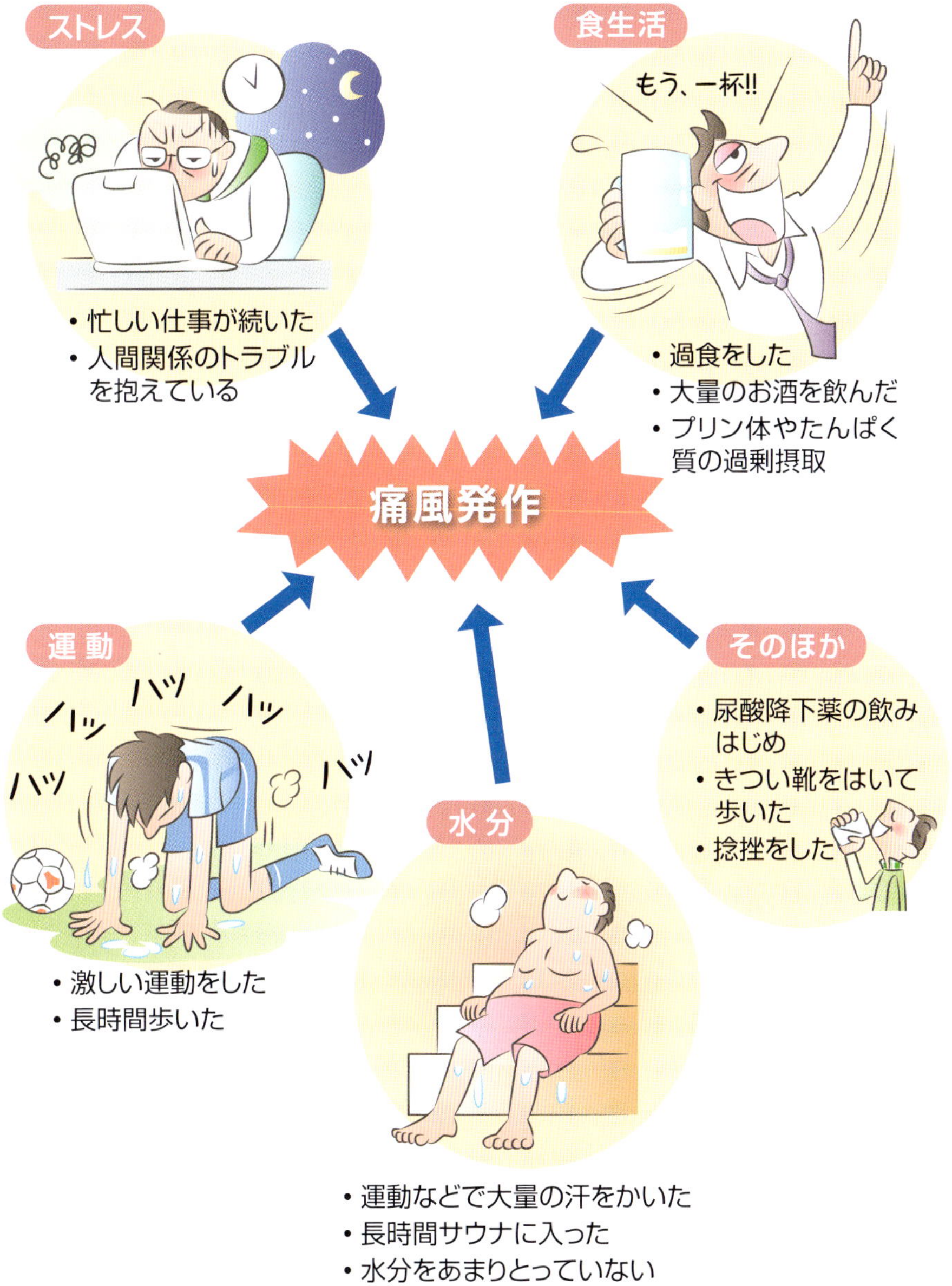

痛風の症状は

前触れなく突然、激痛が…

「足の親指をペンチで締めあげられるような痛み」、「傷口をキリでえぐられるような痛み」。いずれも痛風の激痛発作を経験した人が、その痛みを表現した言葉です。痛風の名の由来ともいわれる「風が吹いただけでも痛い」というのは、あながちおおげさではないのかもしれません。

それでは、痛風発作の激痛は、どのようにはじまり、どのくらい続くのでしょうか？　夜中に発症したケースを例に、症状の経過を具体的に見ていくことにしましょう。

はじめての痛風発作は、なんの前触れもなく、突然起こります。そのため、夜、就寝するときにはなんの症状もみられません。ところが、夜中の2時を過ぎたころ、足の親指に違和感をおぼえ、目が覚めます。痛みは1秒ごとに強くなり、足先が布団に触れただけで、耐えられないような激痛が走るようになります。もちろん眠ることもできず、朝になっても痛みはいっこうにやわらぎません。それどころか、足の親指は赤く腫れあがり、熱をおびています。腫れのせいで靴をはくことができず、痛くて歩くこともままなりません。

多くの場合は、発作のはじまりから24時間くらいで痛みはピークを迎え、2〜3日は激しい痛みが続きます。その後は、自然に痛みが徐々にやわらいで、腫れも引いていきます。1週間以内に激痛は鈍痛《どんつう》に変わり、2週間もすれば、痛みはウソのように消えてしまうのです。これは尿酸を攻撃していた白血球が徐々に力尽きてしまうためです。

しかし、痛みが消えたからといって、痛風が治ってしまったわけではありません。

痛風の激痛発作は、ある日突然やってくる

1 就寝

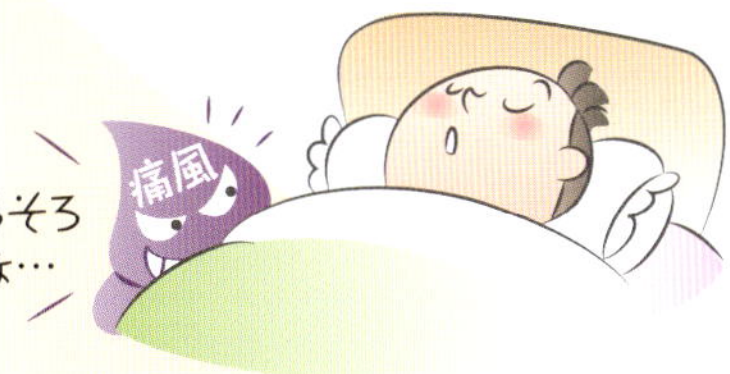

就寝するときにはなんの症状も
なかった

2

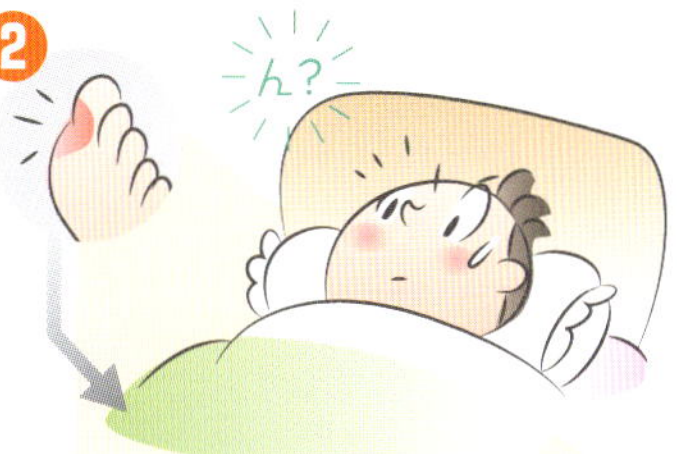

夜中の2時すぎに足の
親指に違和感が……

3 「違和感」は「痛み」に変わり、さらに
強くなって、耐えられないような
「激痛」が走るようになる!!

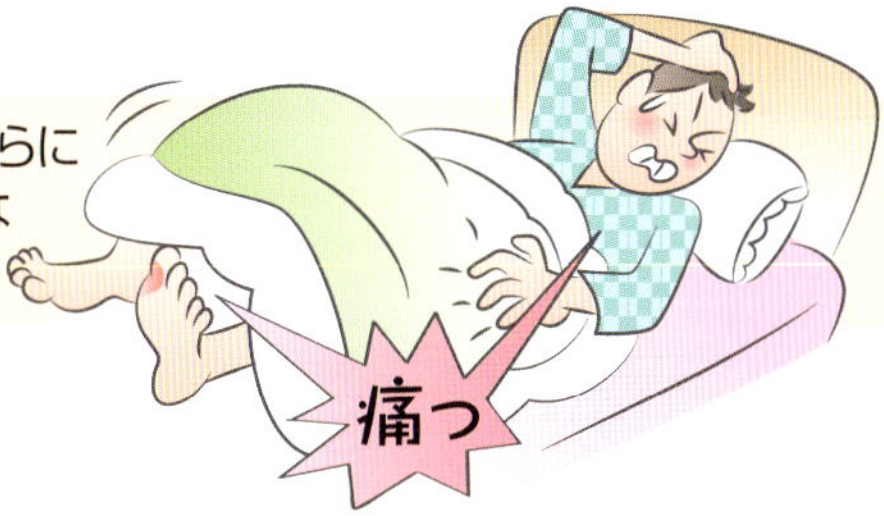

4 朝になっても痛みは
治まらない

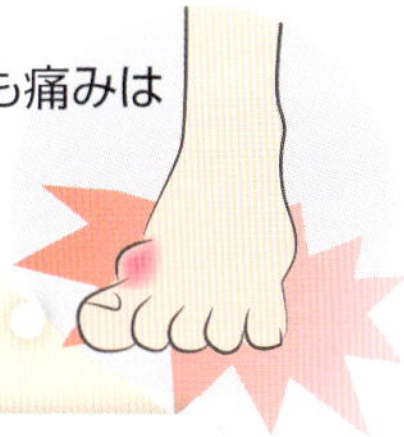

足の親指は赤く腫れ、
熱をおびている

5 激しい痛みで歩くこともできない。
腫れで靴を
はくことが
できない

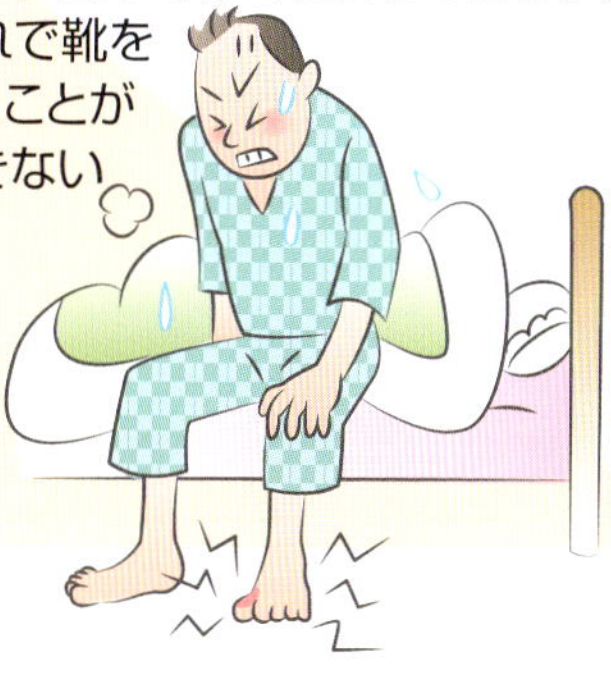

6 その後、痛みは2～3日続くが、1週間以内に「激痛」から「鈍痛」に変わり
2週間もすれば痛みは消えてしまう

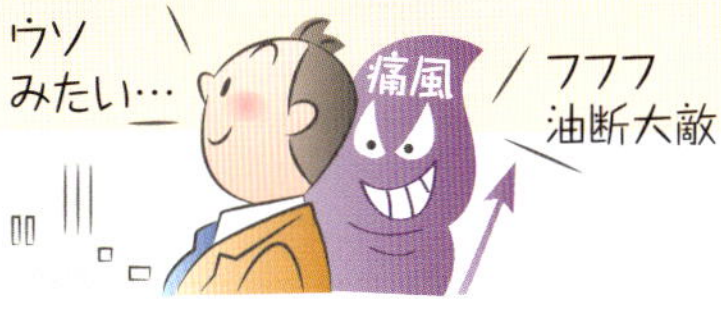

79頁へ続く…

痛みが治まっても痛風は発症したまま

痛風発作の痛みや違和感が消えてしまうと、「医者にかかるまでもない」と油断してしまいがちです。しかし、尿酸値が高いまま放置していると、やがて必ず2回目、3回目の発作を起こします。痛みが治まっている間も、病気は静かに進行しているのです。

はじめての痛風発作から2回目の発作までの間隔は、早ければ数カ月、長ければ数年という場合もありますが、1~2年というのが最も多いようです。

2回目の発作は、はじめてのときと同じ足の親指に起こる場合もあれば、反対側の親指に起こることもあります。そして、発作をくり返しているうちに、尿酸結晶はからだのあちこちの関節にたまり、発作もいたるところで起こるようになります。また、発作の間隔も次第に短くなってきます。慢性結節性痛風期に入ると、1つの発作が治まらないうちに次の発作が起こるようになり、やがていつもどこかに発作が起きている状態になります。

さらに、慢性結節性痛風期には、増えすぎた尿酸結晶が全身のあちこちの皮下組織にも沈着してきます。先にも述べた痛風結節です。痛風結節は耳たぶ、足や手の甲、くるぶし、かかとなどにコブ状にあらわれ、コブの大きさは数㎜のものから、大きいものは数㎝以上にもなります。

痛風結節では痛風発作のような関節炎は起こらず、痛みもありませんが、手指などにできた結節が大きくなると、指の曲げ伸ばしが不自由になったり、白い泥状（チーズ様）の尿酸結晶のかたまりが皮膚を破って出てくることもあります。

痛風結節は、痛風の症状の重さを示す指標でもあります。治療によって尿酸値が下がれば、結節も徐々に小さくなり、いずれは消失します。重症化する前に、尿酸値を正しくコントロールすることが重要です。

痛みが消えても、痛風は静かに進行している

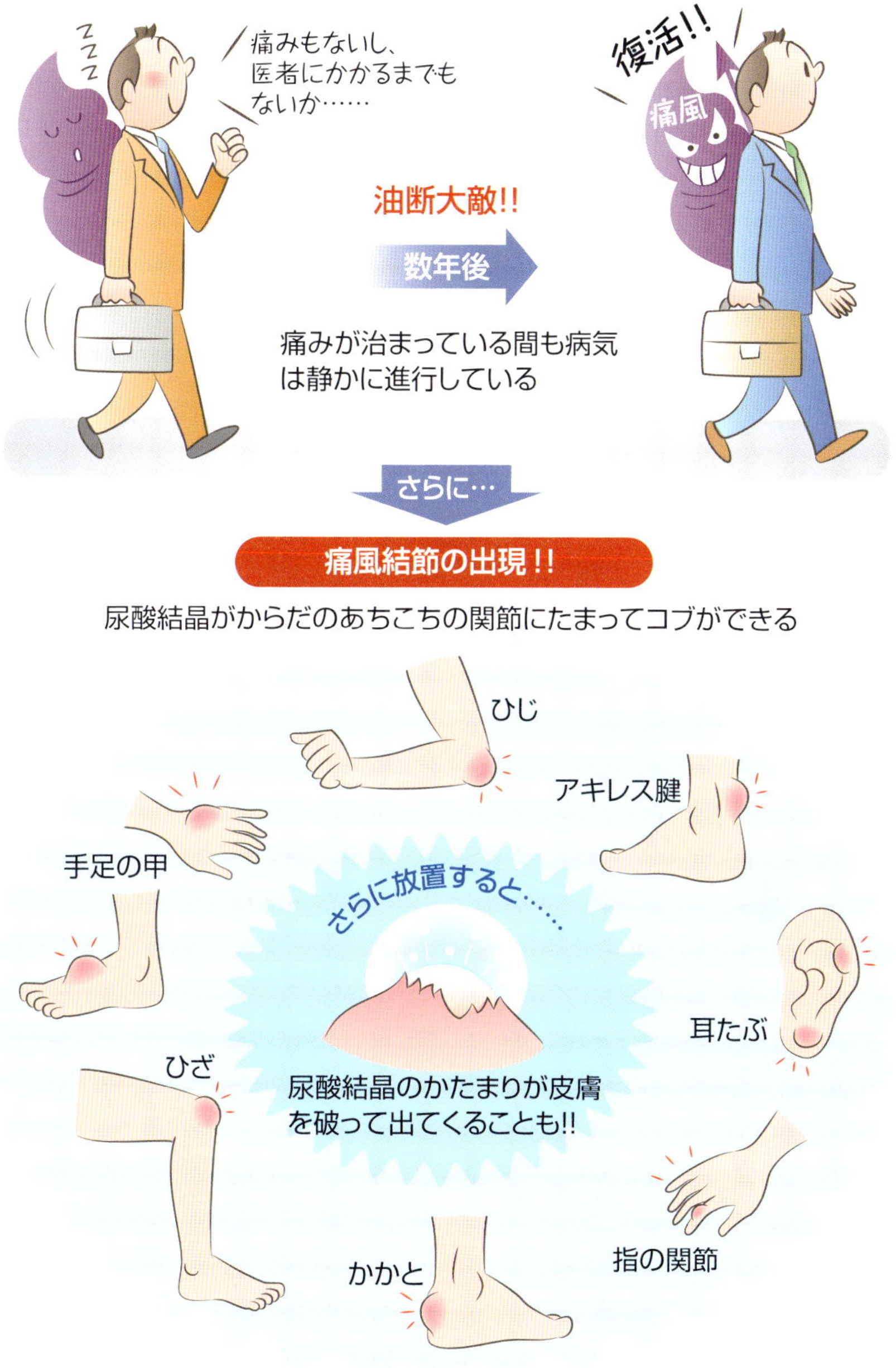

痛風の症状が出ない無症候性高尿酸血症

高尿酸血症という病気は、一度でも痛風発作を起こせば急性痛風発作期、発作をくり返すようになり、痛風結節もみられるようになれば、慢性結節性痛風期になりますが、これら2つの病期の前に、無症候性高尿酸血症期と呼ばれる時期があることを忘れてはなりません。

尿酸値がかなり高い状態が続いていても、痛みなどの自覚症状がまったくあらわれないことがあります。これを無症候性高尿酸血症といい、はじめての痛風発作が起こるまでの期間は、無症候性高尿酸血症期とよばれます。

無症候性高尿酸血症期がどれくらい続くのかは、尿酸値の高さにもよりますが、個人差があります。なかには、「尿酸値が高いといわれて10年以上になるけど、幸いなことに痛風発作は一度も経験したことがない」という人もいます。このような人は、本当に〝幸い〟なのでしょうか?

痛風発作や痛風結節といった特徴的な症状に見舞われると、病気の知識に乏しくても、さすがにことの重大さに気づき、「治療をしなければ」という気持ちにもなるでしょう。しかし、これといった自覚症状がなければ、油断して治療を先のばしにするどころか、尿酸値が上昇していることにすら気づかないかもしれません。

尿酸値が異常に高い状態を何年も放置していると、やがて腎障害や脳・心血管障害など命にかかわる重大な合併症を引き起こします。たとえ自覚症状がまったくあらわれていなくても、合併症のリスクは確実に高まっているのです。

適切な治療を受ける機会を逃している無症候性高尿酸血症は、痛風以上に危険な状態といえます。痛風という症状だけに囚《とら》われるのではなく、尿酸値の動向を正しく把握してコントロールすることが大切です。

症状が出ないから治療をしないは大間違い

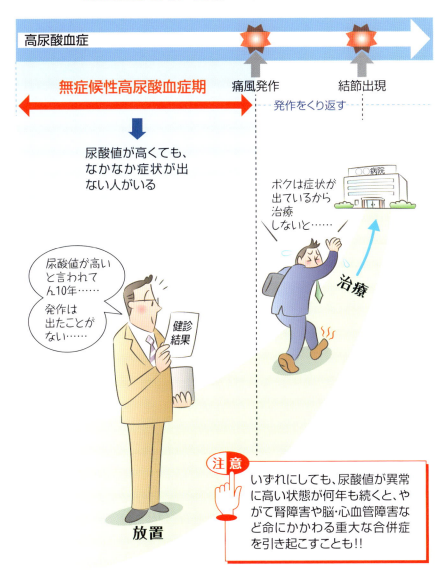

いずれにしても、尿酸値が異常に高い状態が何年も続くと、やがて腎障害や脳・心血管障害など命にかかわる重大な合併症を引き起こすことも!!

更年期を迎える女性や若者も痛風予備群になる

痛風は、もともと尿酸値の平均値が女性よりも高い男性に多く発症します。また、痛風は尿酸値の高い状態が何年か続いたあとに発症するため、痛風患者は中高年以降の男性に多くみられます。

では、女性や20〜30歳代の若者は、安心してよいのでしょうか?

確かに、第1章で述べたように高尿酸血症・痛風患者の約99%は男性で、女性の患者は約1%にすぎません。なぜ、女性に高尿酸血症・痛風患者が少ないかというと、そこには、女性ホルモンが関係しています。

女性の尿酸値が上がりにくいのは、エストロゲンという女性ホルモンが尿酸の排泄を促しているためだと考えられています。

しかし、女性も閉経後は女性ホルモンの分泌が低下するため、徐々に尿酸値が高くなる傾向があります。そして、尿酸値が7・0㎎/dLを超えれば高尿酸血症となり、痛風になるリスクも当然高くなります。

女性の場合、痛風になることはめったにないので、尿酸値にはそれほど気を配らなくてもよいと思われがちですが、閉経後は尿酸値を注意して見ていく必要があります。

一方で、近年は痛風の発症年齢が若年化しているという報告もあります。そこにはインスタント食品やファストフード、コンビニ弁当などといった偏った食生活を送る人が増えたり、飲酒開始年齢の低年齢化、運動不足、ストレスなど、さまざまな原因が考えられます。

女性だから、まだ若いからといって、油断してはいけません。年齢や性別に関係なく、尿酸値が高めの人は、正しく尿酸値をコントロールしていくことが大切です。

痛風は中年男性だけの病気ではない

女性の場合

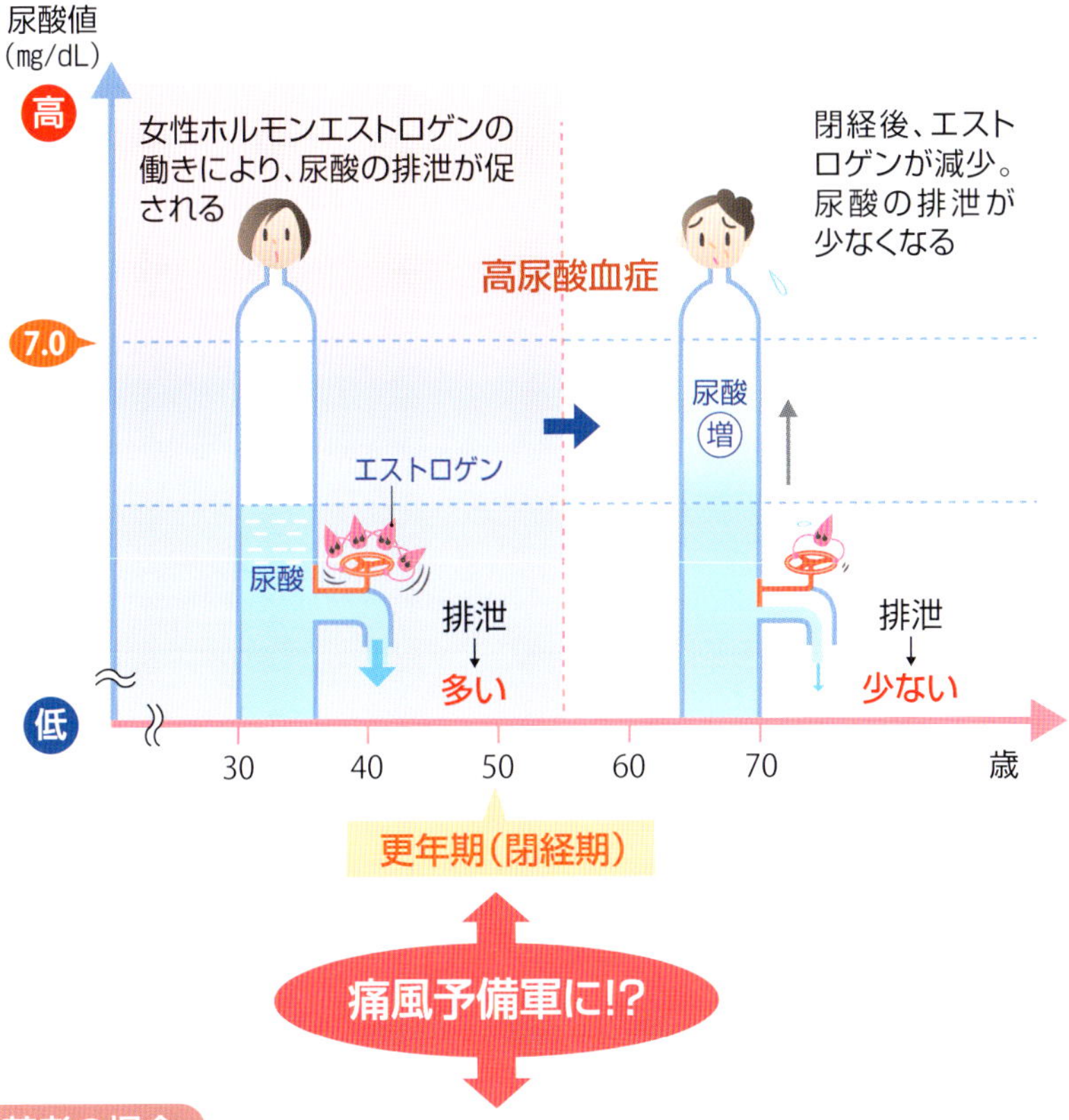

若者の場合

食生活の変化

インスタント食品、ファストフード、飲酒年齢の低年齢化など

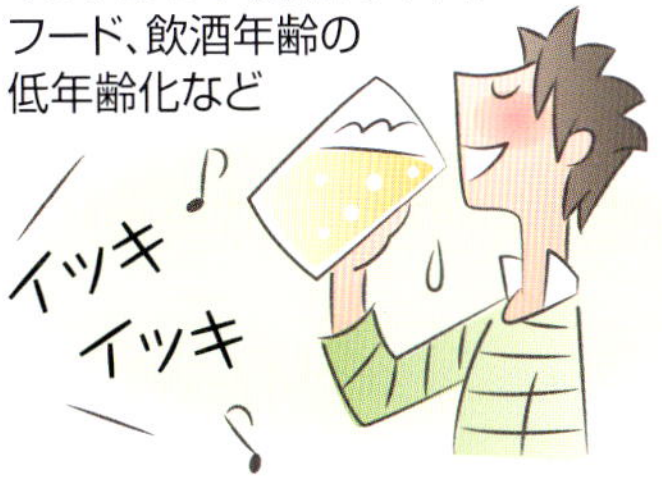

生活習慣

ストレス、運動不足など

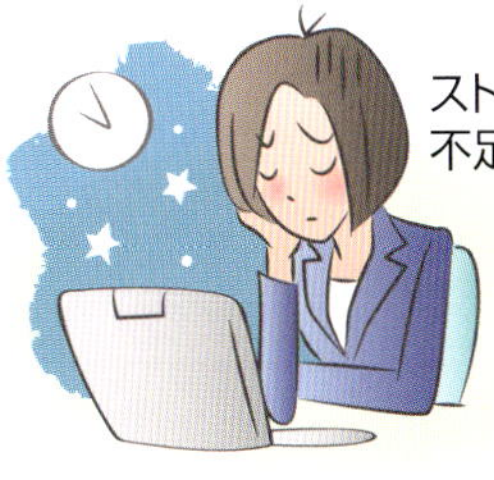

発作が起きたときの対処法は

まずは患部を高くして冷やす！

痛風発作が起きたときは、できるだけ早く病院を受診するのが望ましいのですが、夜中や明け方に発作が起きたときは、まずは自分で対処するしかありません。ここでは、そんなときの応急処置のポイントを紹介します。

何度もくり返しになりますが、痛風の発作は突然やってきます。はじめて発作を起こしたときは、何事かとパニック状態に陥るかもしれません。

はじめての発作の多くは、足の親指のつけ根の関節に起こります。発作が起こるのは1カ所だけで、複数の関節が同時に痛むことは慢性期以外ではほとんどありません。この部位にケガや化膿、打撲など、ほかに激痛の原因が思い当たらなければ、痛風発作と考えてほぼ間違いないでしょう。

痛風の発作ならば、患部で炎症が起きています。まずは炎症を抑えるために、熱をおびた患部を冷やします。患部の熱が高ければ高いほど、冷やすと効果的です。

冷やす方法としては、氷水や保冷剤なども有効ですが、風が吹いても激痛が走るといわれる痛風です。腫れた患部に氷水を入れたビニール袋や保冷剤をのせると、その重みすら痛みに拍車をかける場合があります。そこでおすすめなのが、冷却湿布薬*です。冷却湿布薬を常備してある場合は、それを患部に貼り、こまめに貼りかえるようにするとよいでしょう。

さらに、患部を心臓よりも高くして冷やすと、さらに鎮痛効果が高くなります。仰向けに寝ている状態ならば、枕や座布団を何枚か重ねた上に足先をのせます。

用語解説 冷却湿布薬　メントールやサリチル酸メチル、ハッカ油などの冷感成分が配合された湿布薬。おもに急性疾患で、赤く腫れ、熱と痛みがあるときに用いるとよい。

痛風発作――応急処置のポイント

痛風発作は突然にやってくる。パニックを起こさないように
適切な応急処置をほどこすことが大切

足の親指のつけ根の関節の場合

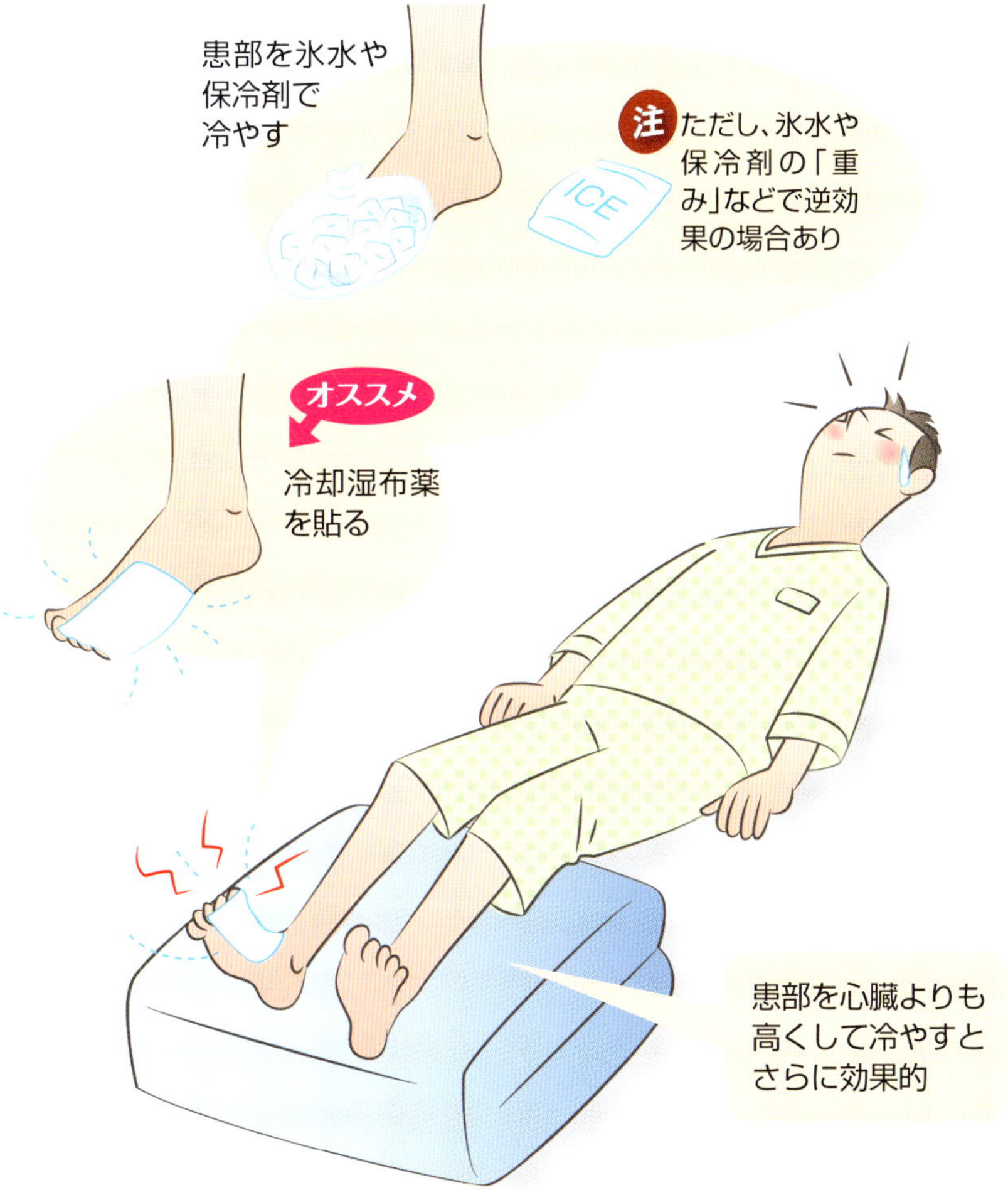
患部を氷水や
保冷剤で
冷やす
注
ただし、氷水や
保冷剤の「重
み」などで逆効
果の場合あり
ICE
オススメ
冷却湿布薬
を貼る
患部を心臓よりも
高くして冷やすと
さらに効果的

発作中はできるだけ安静に

発作が起きている最中は、安静が第一です。痛みをがまんして歩き回ってはいけません。痛みのピークがすぎるまでは、できれば仕事も休んで、食事やトイレ以外は動かないようにします。トイレに行くなど、どうしても歩かなければならないときは、患部に力を入れないようにして、そっと歩くようにしてください。

また、痛いからといって、患部をマッサージしたり、入浴して温めたりしてはいけません。患部の血流を促すと、炎症症状がひどくなり、痛みも増大します。

主治医から痛風発作用の鎮痛薬をもらっている場合は、それを服用します。痛風の痛みは非常に強いため、市販の鎮痛薬では十分な効果は得られませんが、当座の痛みを凌《しの》ぐことはできます。その場合、よく用いられるのは非ステロイド系鎮痛薬の「ロキソプロフェンナトリウム（商品名：ロキソニンSなど）」や「イブプロフェン（商品名：イブA錠など）」などです。

ただし、鎮痛薬のなかでも「バファリン」の一部や「ケロリン」などアセチルサリチル酸（アスピリン）系*のものは、発作を悪化させたり、長引かせたりすることがあるので、痛風の痛みには使用してはいけません。

鎮痛薬を服用する場合の注意点は、もう1つあります。薬がなかなか効かないからといって、用量の2倍、3倍もの量を服用したり、間隔をあけずに1日に何回も服用したりしてはいけません。用法・用量を超えて服用しても、効果がないどころか、胃痛などの副作用が強く出てしまいます。

また、痛みをお酒で紛らわそうとする人がいますが、これも逆効果です。お酒は症状を悪化させる原因となるので、発作中の飲酒は一切控えるべきです。

用語解説　アセチルサリチル酸（アスピリン）系　炎症作用を持つプロスタグランジンという物質の働きを抑えることで、痛みや炎症をやわらげる薬の一種。

発作中——まずは安静が第一

発作が起きている最中は痛みのピークがすぎるまでは「安静第一」。まずは……

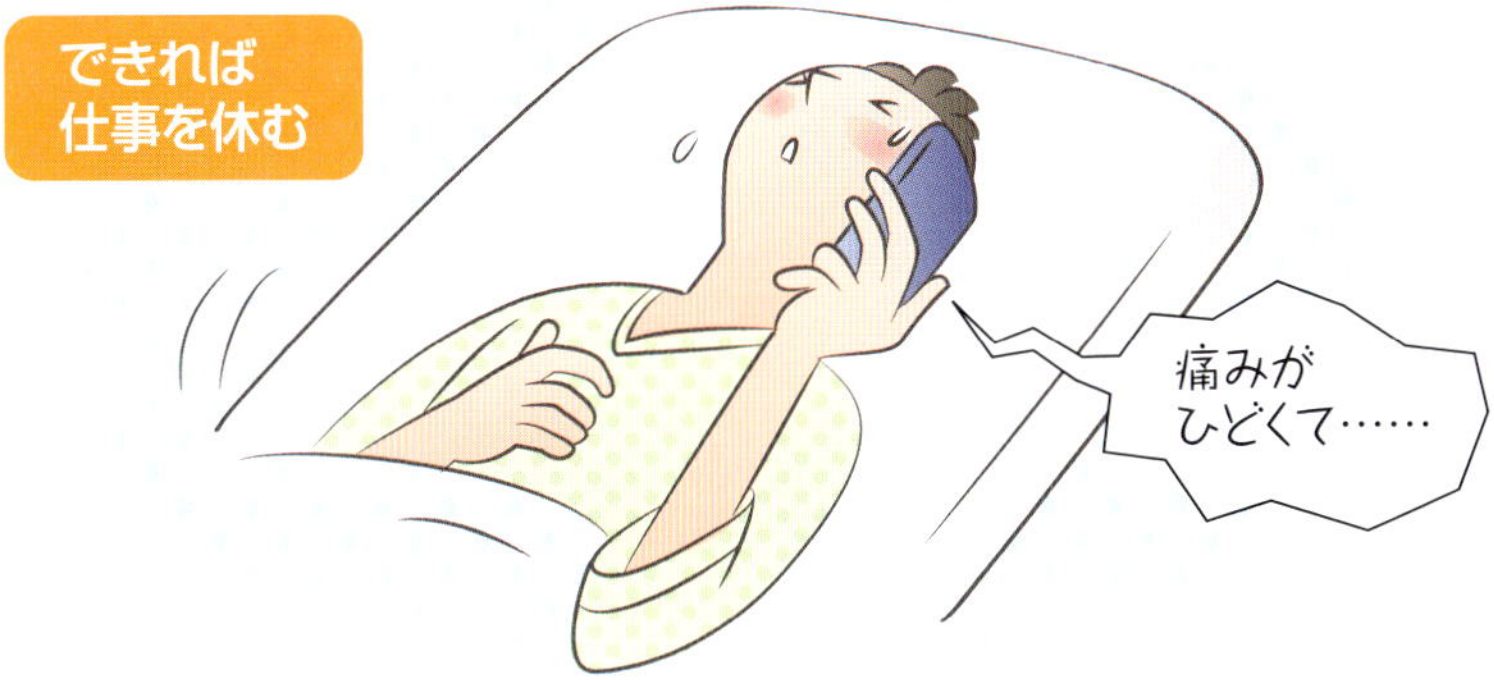

さらに…

発作中に気をつけること

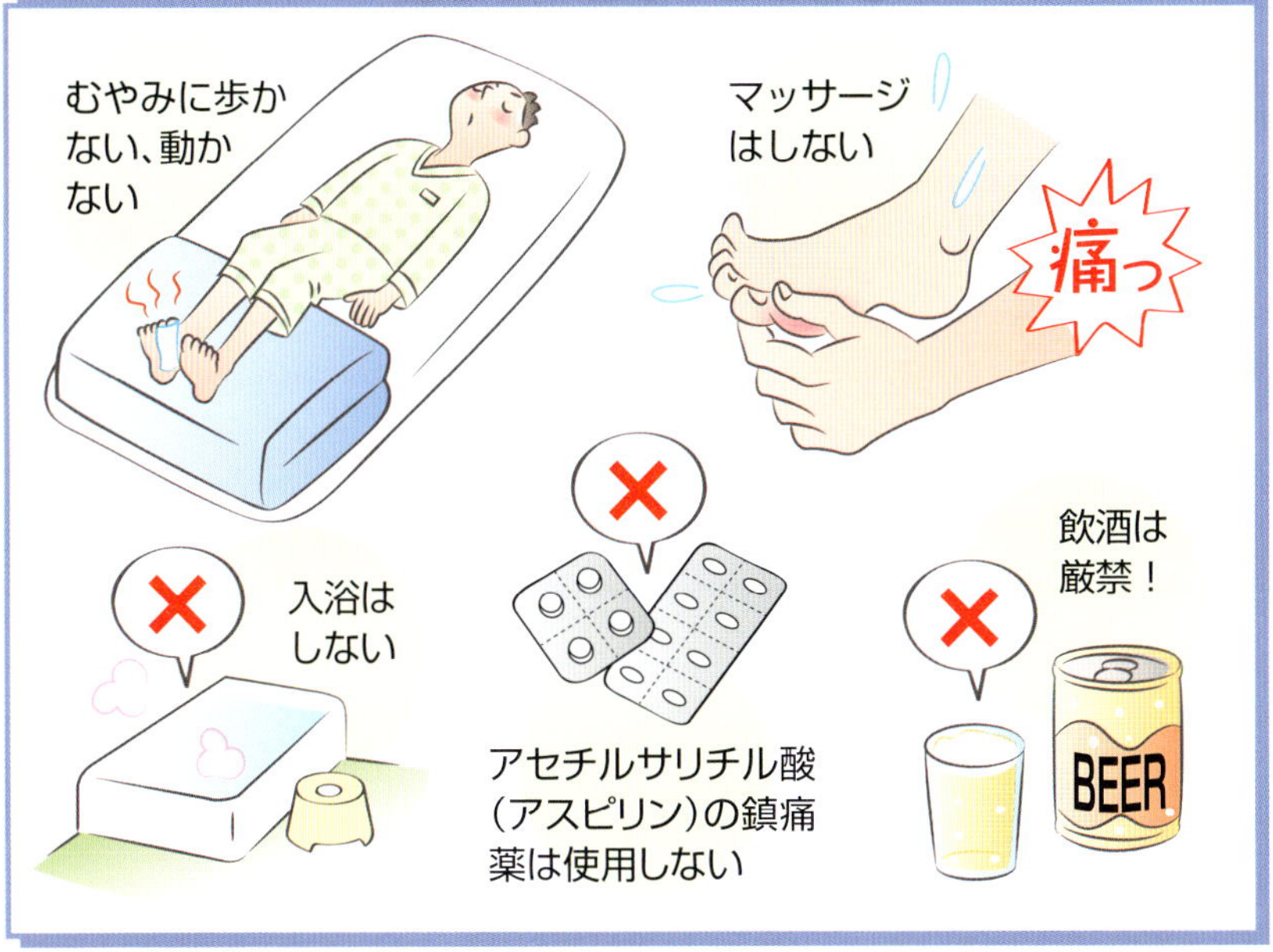

痛風と間違えやすい病気

関節が痛む病気はいろいろある

ある日突然、足の親指の関節が赤く腫れて激しく痛む……。こんな症状は、痛風以外に考えられないと思われるかもしれません。しかし、よく似た症状を示す病気はほかにもあり、専門医でも症状だけでは診断に迷うことがあるといいます。

適切な治療を受けるためにも、痛風なのか、ほかの病気なのかを正しく見極めなければなりません。

ちなみに、痛風には、以下のような特徴があります。

- 90%以上が男性に起こる
- ひざから下の下肢、とくに足の親指のつけ根の関節に起こる
- 痛みが起こる関節は1カ所
- ある日、突然激痛が起こる
- 2週間もすれば、ウソのように痛みは消える

これらの特徴は、痛風かどうかを見分けるポイントになりますが、痛風にも例外があります。「女性だから痛風のはずがない」とか、「上肢の関節が痛むから痛風ではない」などと決めつけるのは危険です。また、痛風と症状は似ていても、それがまったく別の病気から生じたものであったなら、治療法も療養法も違ってきます。気になる症状があるときは、必ず病院を受診し、きちんと検査を受けるようにしてください。

現在は検査機器や診断技術も向上し、専門医であれば確実に痛風の診断を下せるようになっています。

正確な診断は専門医でないと下すことはできませんが、参考までに、痛風とよく似た症状を示す代表的な病気を、次項目よりいくつか紹介しておきましょう。

痛風かどうかを見分けるポイント

痛風に似た症状が現われる病気はほかにもあることを心得ておく

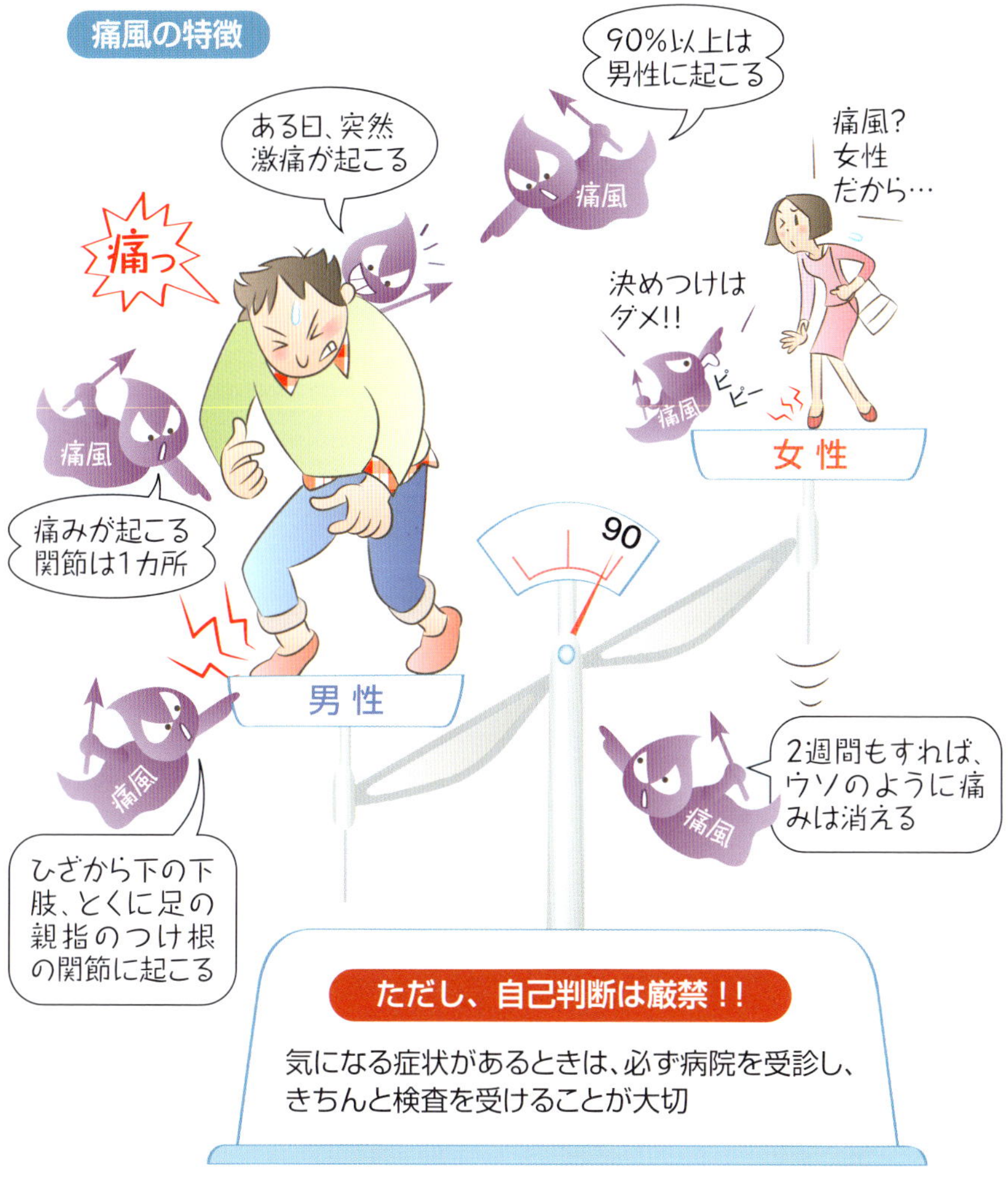

関節リウマチ・変形性関節症

●関節リウマチ

関節リウマチは、*膠原病《こうげんびょう》と呼ばれる病気の1つで、痛風と同様、関節に炎症を生じる病気です。痛風の関節炎は尿酸結晶が原因で起こりますが、関節リウマチの原因ははっきりわかっていません。

関節リウマチの男女比は1：4で、比較的女性に多く発症します。痛みは手指や手首、ひじ、肩など、上肢に起こることが多く、2カ所以上の関節が同時に、または次々に痛み出します。関節リウマチは左右対称に痛むことがしばしばありますが、痛風では左右対称に痛むことはありません。

また、関節リウマチの痛みは、ある日突然というよりは、じわじわと痛みがはじまり、その痛みは消えることがなく、やがて全身にも広がっていきます。病気が進行すると、関節が変形したり、破壊されたりするため、早期の発見・治療が重要になります。

●変形性関節症

変形性関節症は、関節が変形することによって炎症が起こる病気です。関節では、骨と骨の間にある軟骨がクッションの役目をしています。この軟骨が加齢とともにすり減り、そこへ体重の負担がかかると、骨と骨とが直接接触して変形が生じます。

変形はおもにひざ関節、股《こ》関節、手指の関節などに起こりますが、最も起こりやすいのはひざ関節です。痛風もひざ関節に起こることがあるため、間違われることがあります。

変形性関節症の関節の痛みは、痛風ほどひどくなく、安静にしていれば、痛みも腫れもやわらぎます。ただし、痛風の痛みは2週間もすれば消えてしまいますが、変形性関節症の痛みは自然に治まることはありません。

関節を動かすといつでも痛み、その痛みは変形が進むとともに強くなっていきます。

用語解説　膠原病　全身の皮膚や血管、筋肉、関節などに炎症が起こる病気の総称。自分の免疫が自分のからだの成分を攻撃する自己免疫が原因と考えられている。

痛風と間違えやすい病気　その1

関節リウマチ

男女比は1:4。比較的女性に多い

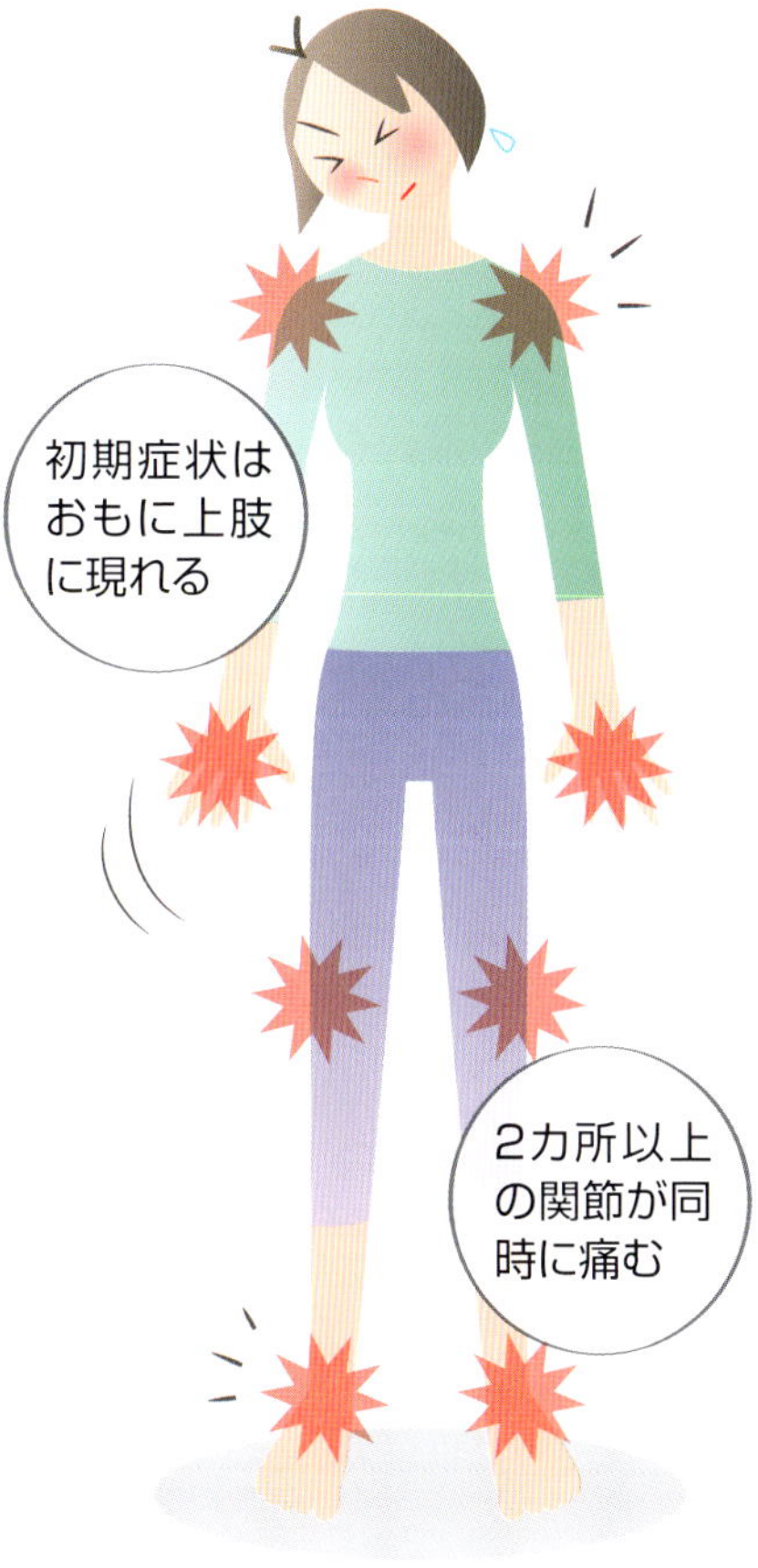

痛風と違い、じわじわと長期にわたる鈍痛が複数カ所で続く

変形性関節症

関節の変形によって起こる

正常なひざ関節

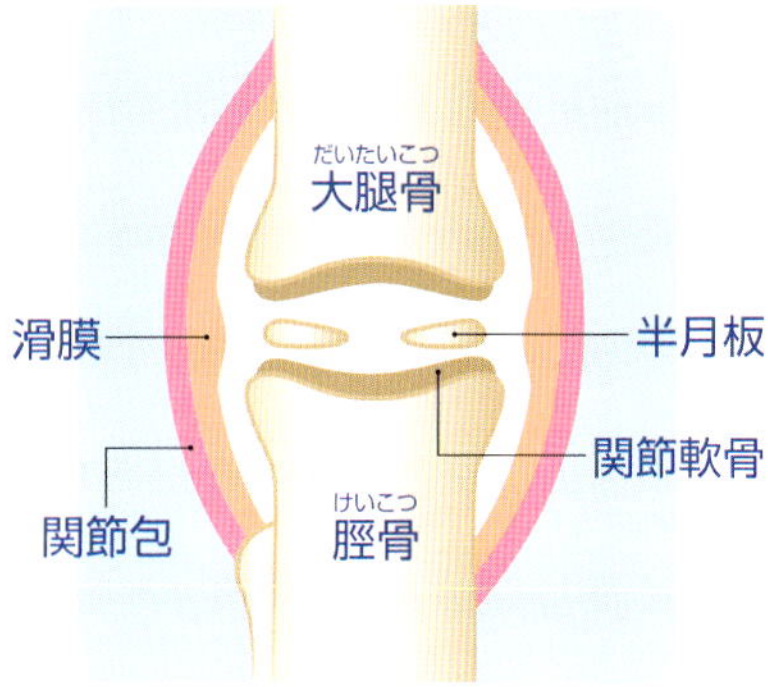

変形したひざ関節

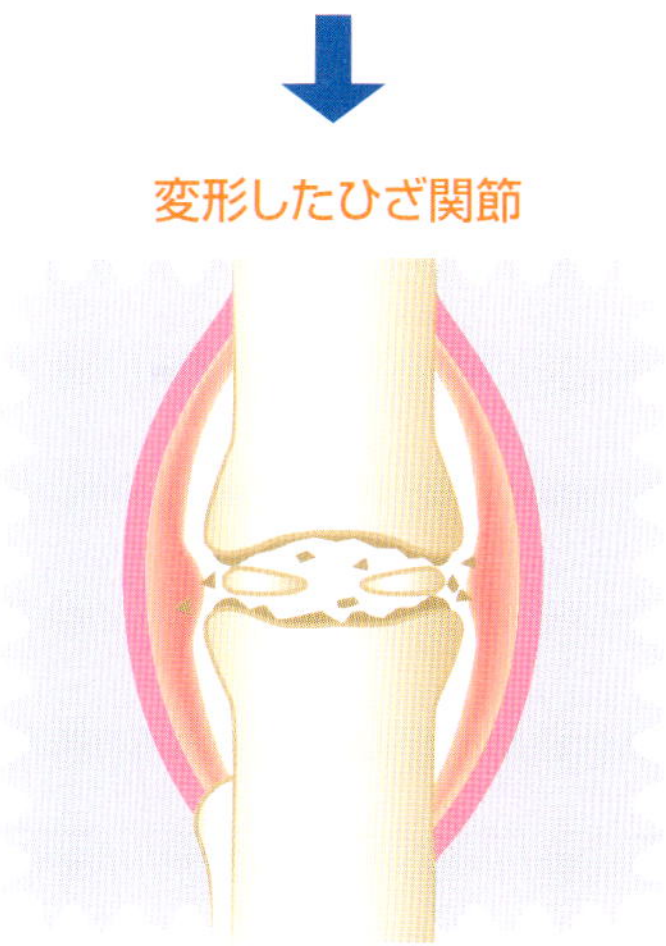

軟骨が加齢や肥満などによりすり減り、関節が変形して痛みを生じる。滑膜の炎症も起こる

●偽痛風

偽《ぎ》痛風は、その名が示すとおり、ある日突然、関節が腫れて激しく痛み出す病気です。痛み方は痛風ととても似ているのですが、偽痛風が起こりやすい部位はひざ関節です。足の親指に起こることはめったにありません。また、偽痛風は高齢者に多く、男女差がほとんどみられないというのも異なる点です。

一方で、偽痛風は、発症のメカニズムも痛風とよく似ています。痛風の関節炎の原因は尿酸ナトリウムの結晶ですが、偽痛風の原因は関節に沈着したピ*ロリン酸カルシウムの結晶です。ピロリン酸カルシウムの結晶が関節腔にはがれ落ちると、炎症が起こります。ただ、どうしてピロリン酸カルシウムが関節にたまるのかはわかっていません。偽痛風か、それとも痛風なのかは、関節液を調べれば確実に診断がつきます。

●化膿性関節炎

化膿性関節炎は、ブドウ球菌や結核菌、大腸菌などの細菌が関節のなかに入り込み、関節が化膿する病気です。化膿により炎症を起こした関節は、激しく痛み、赤く腫れて熱をもちます。足の親指のつけ根や足首、ひざ関節に起こると、痛風との見極めがつきにくいことがあります。

関節液を採取して細菌の有無を調べれば、ほぼ確実に診断がつくのですが、注意しなければならないのは、診断前の応急処置として薬を用いる場合です。痛風の発作がひどいときは、痛みや炎症を抑えるためにステロイド薬を用いることがあります。しかし、化膿性関節炎の場合、ステロイド薬を用いると感染や化膿を悪化させてしまうことがあるのです。

受診の際は、痛みの状態や症状が起こる直前までの出来事、高尿酸血症の有無などをくわしく医師に伝えるようにしてください。

用語解説　ピロリン酸カルシウム　代謝産物の１つであるピロリン酸の濃度が上昇し、軟骨内部でカルシウムと結合したものをいう。とくに高齢者に多くみられる。

痛風と間違えやすい病気　その2

偽痛風

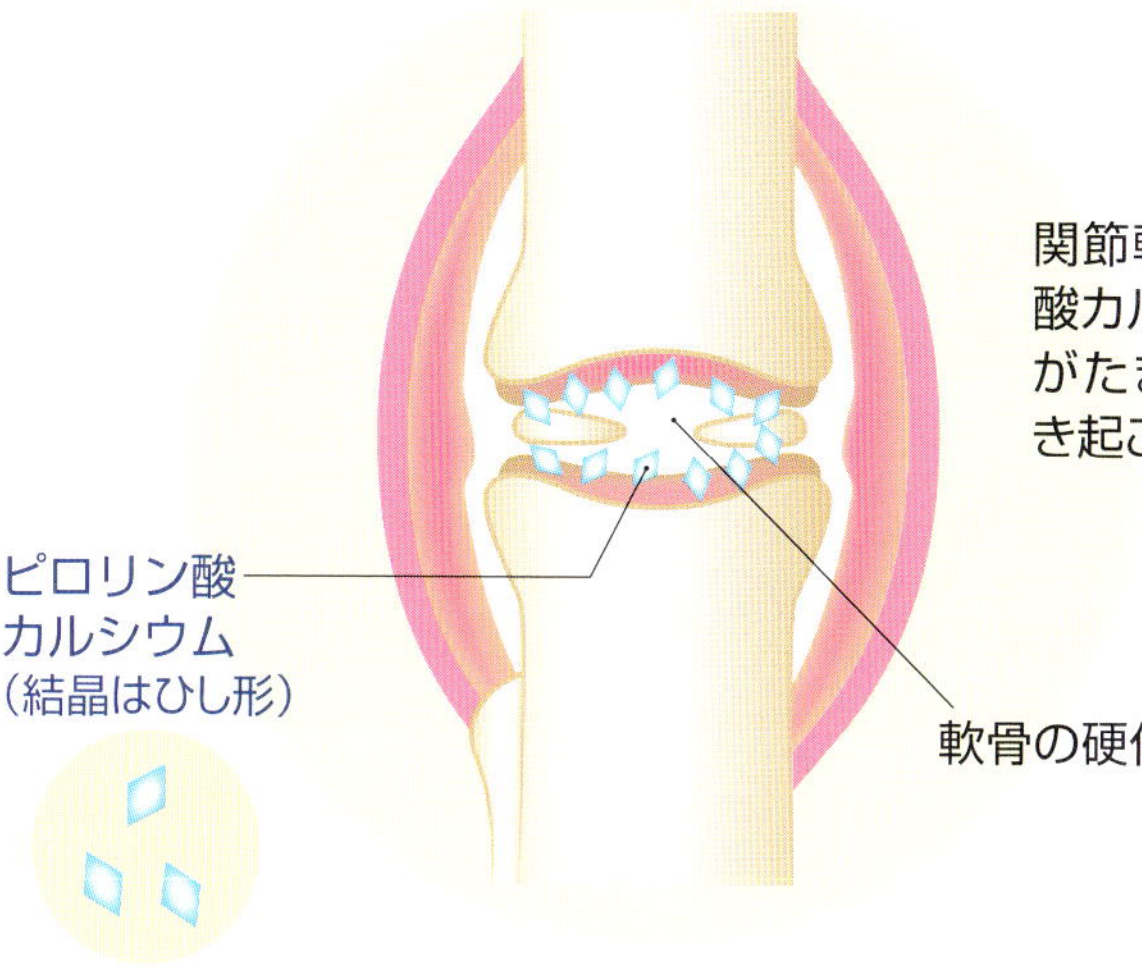
関節軟骨にピロリン酸カルシウムの結晶がたまり、炎症を引き起こす

化膿性関節炎

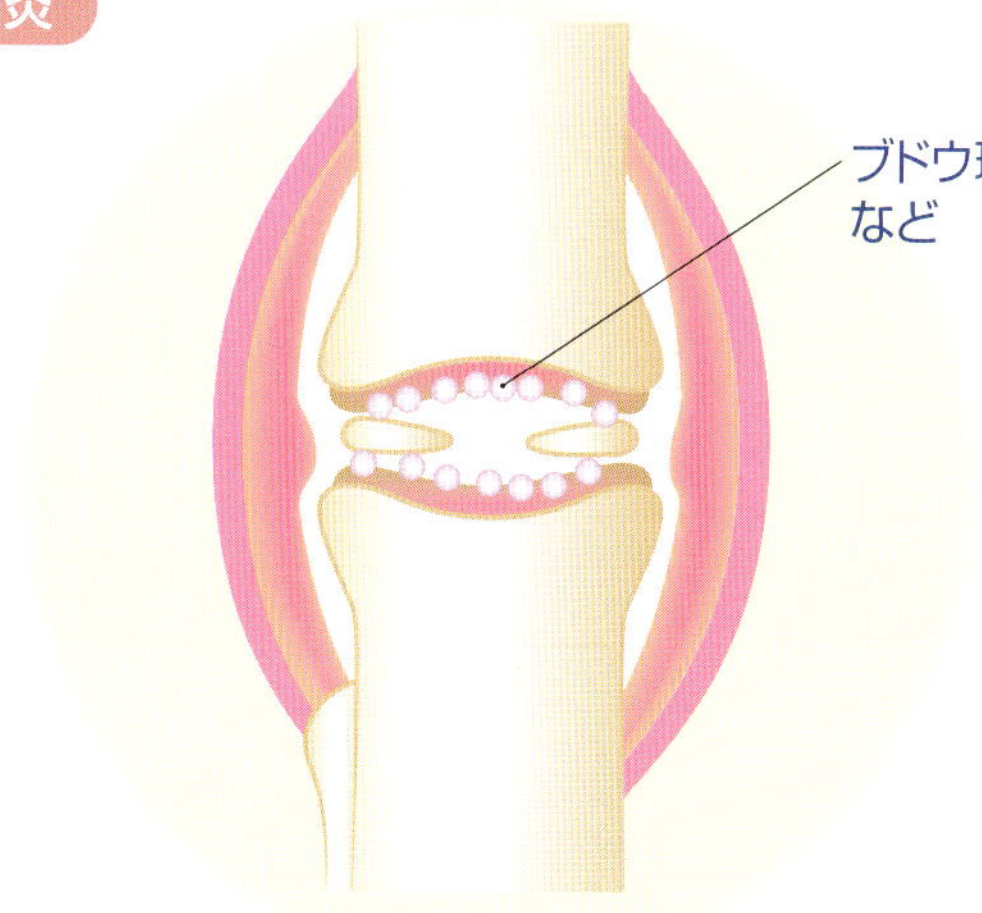
ブドウ球菌など

黄色ブドウ球菌や結核菌、大腸菌などの細菌が関節内に入り込み、炎症を起こして、激しく痛む

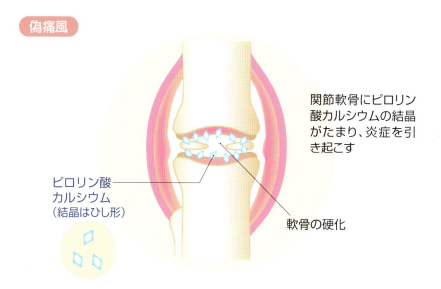

●外反母趾

外反母趾《がいはんぼし》という病気も、足の親指に腫れと痛みが起こるため、痛風と間違えられやすい病気の1つです。外反母趾では、足の親指（母趾）の外側が腫れて変形し、親指が小指側に曲がってしまいます。患部には赤くてかりがあり、熱もあるため、一見すると痛風のように見えます。

しかし、外反母趾は圧倒的に女性に多く、先の細いハイヒールや、足に合わない靴をはき続けることで起こるとされています。尿酸値の上昇がみられることはほとんどありません。

以上、痛風とよく似た病気を紹介してきましたが、病気を正しく診断できるのは専門医です。痛風発作を起こした人はもちろん、尿酸値が気になる人は、まずは病院を受診することが大切です。

次章では、高尿酸血症と痛風の診断・検査と最新治療について、くわしく解説します。

外反母趾

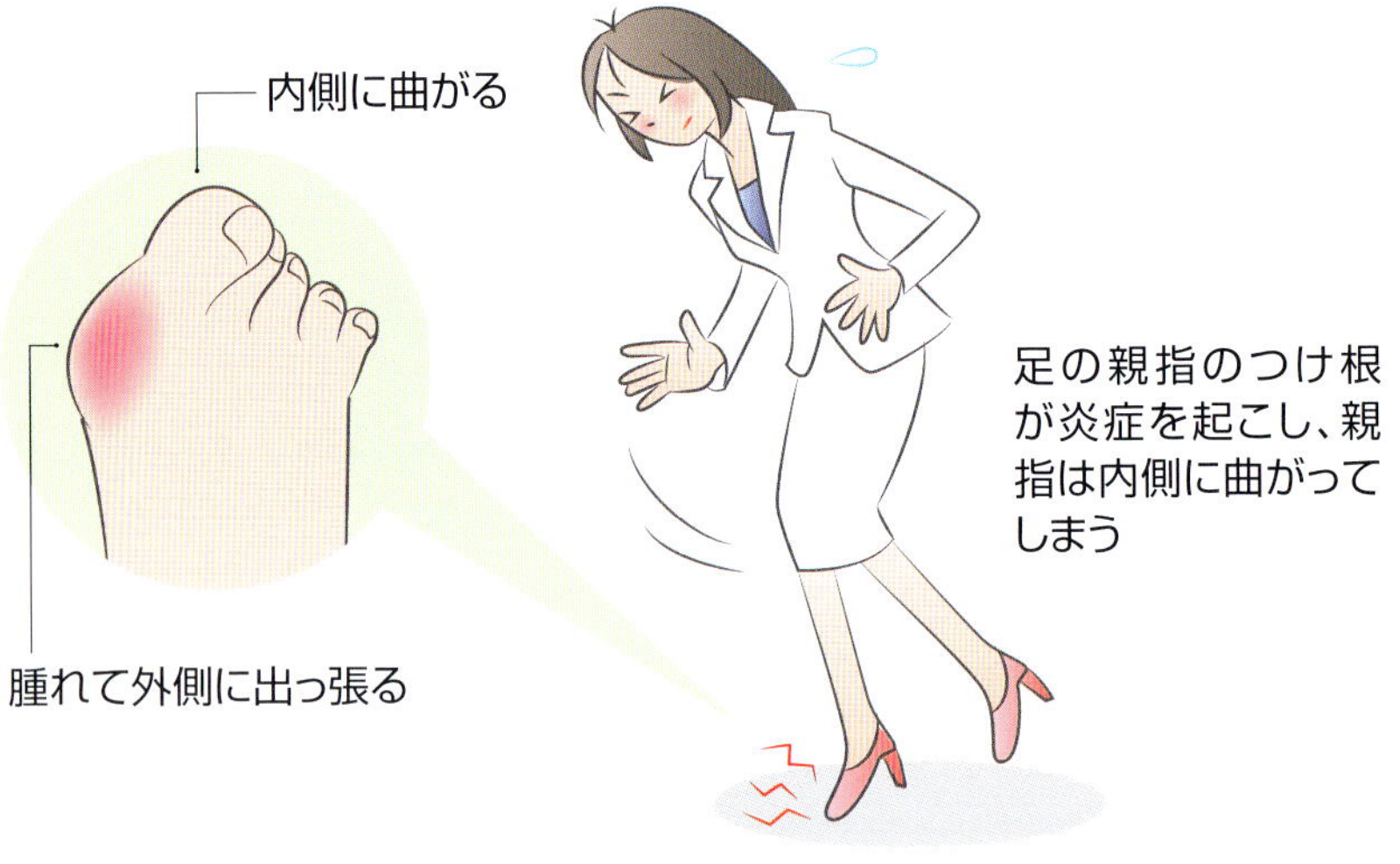

足の親指のつけ根が炎症を起こし、親指は内側に曲がってしまう

第4章

高尿酸血症と痛風の診断と治療

痛みの軽減が目的の痛風治療に対して、高尿酸血症の治療の目的は、尿酸値をコントロールして、痛風発作と合併症を予防することにあります。ここでは、治療に必要な診断・検査と薬物療法について解説します。

高尿酸血症の診断と治療法

治療の柱は生活改善と薬物療法

性別、年齢を問わず、尿酸値が7・0㎎／dLを超えると、高尿酸血症と診断されます。高尿酸血症と診断されたら、尿酸値をコントロールするための治療をはじめなければならないのですが、治療を続けていくためには、なぜ尿酸値をコントロールしなければならないのかを正しく理解しておく必要があります。

高尿酸血症と診断されても、尿酸値が高いというだけでは、これといった自覚症状はありません。しかし、尿酸値が7・0㎎／dLを超えると、血液中に溶け切らなかった尿酸は結晶をつくります。尿酸結晶は痛風の原因になるだけでなく、腎臓や尿路に沈着して腎障害や尿路結石を引き起こします。

一方で、高尿酸血症の人は、糖尿病や高血圧、脂質異常症といった生活習慣病を合併しやすく、尿酸値をコントロールせずに放置していると、動脈硬化が進んで脳・心血管障害を引き起こすリスクが高まります。

つまり、痛風発作を未然に防ぎ、重大な合併症を予防するためには、何としても尿酸値を正常範囲内にコントロールする必要があるのです。

では、どのようにして尿酸値をコントロールするのかといえば、まずは生活改善、次に薬物療法です。高尿酸血症の治療というと、薬を飲んで尿酸値を下げるものだと思われる人もいるかもしれませんが、まずは生活改善だけで尿酸値を正常範囲内まで下げることを目指します。ただし、すでに痛風発作を起こしている人や、生活改善だけでは思うように尿酸値が下がらない場合などは、生活改善に加えて薬物療法を行う必要があります。

痛風発作を防ぐ尿酸値コントロール

尿酸値が7.0mg/dLを超えると「高尿酸血症」と
診断される。それを放置すると……

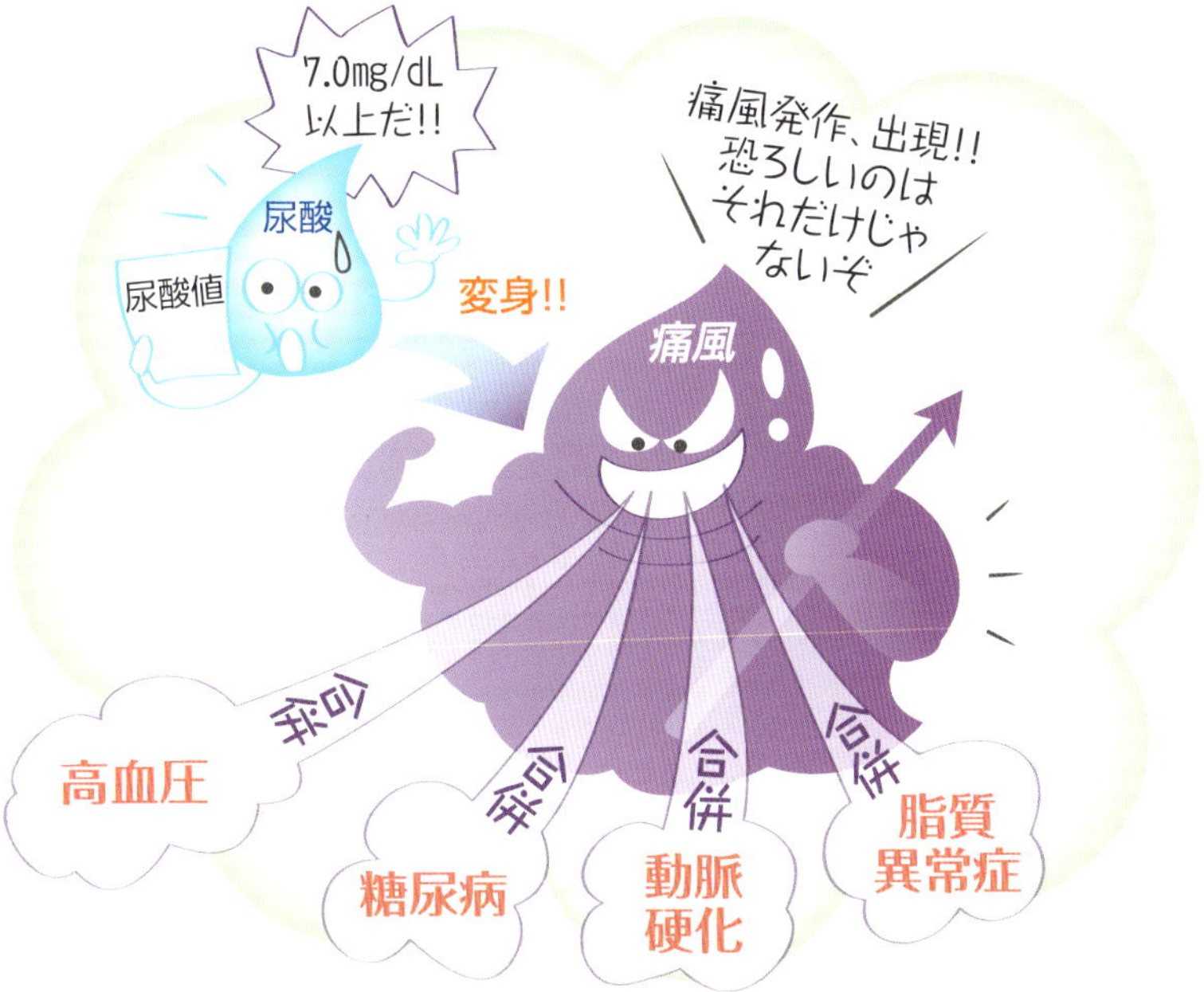

だから

尿酸値コントロール2本柱!!

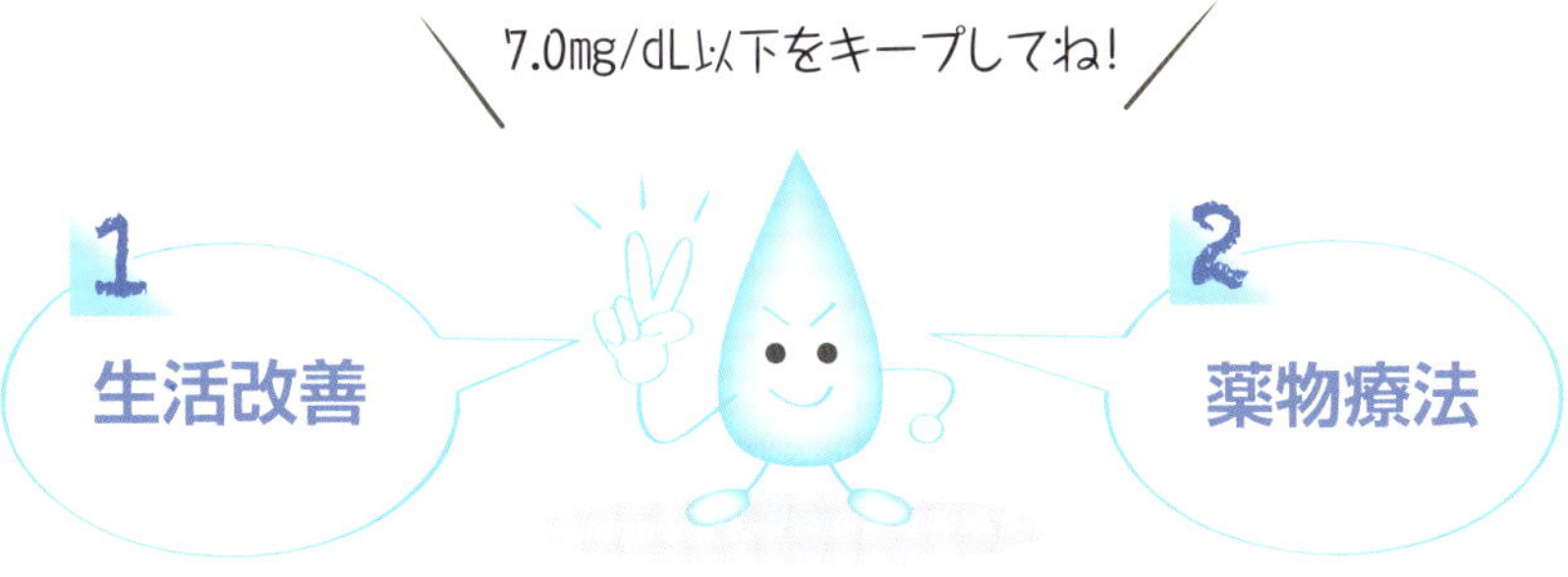

生活改善で尿酸値が下がらなければ薬物療法へ

　高尿酸血症の治療では、どんな場合に薬物療法が必要になるのか、その目安についてもう少しくわしく見ていきましょう。

　たとえば、健康診断や人間ドックで尿酸値が高めという判定が出ても、7.0㎎/dLを少し超えている程度なら、まずは生活改善で経過をみるのが一般的です。生活改善とは、高尿酸血症の原因となる食習慣や運動習慣、ストレスなどを見直し、肥満を予防・改善することで、これらは糖尿病や高血圧、脂質異常症などの合併症やメタボリックシンドロームの予防・改善にも有効です。

　ただ、生活改善を続けても、尿酸値が思うように下がらないことがあります。また、高尿酸血症と診断された時点で、すでに尿酸値がかなり高値になっていることもあります。そこで、薬物療法開始の目安となるのが、尿酸値が8.0㎎/dLを超えたときです。

　尿酸値が8.0㎎/dLを超えると、いつ痛風発作が起きてもおかしくないといわれています。尿酸値が8.0㎎/dL以上の状態が続き、なおかつ糖尿病や高血圧、脂質異常症、腎障害、尿路結石などといった合併症がみられる場合は、薬物療法に踏み切ります。

　尿酸値9.0㎎/dLを超えると、痛風発作を起こす危険が極めて高くなります。そのため、合併症の有無に関わらず、薬物療法の適応となります。

　一方で、痛風発作を一度でも経験している場合は、薬物療法をはじめる目安が違ってきます。痛風発作や痛風結節がみられるということは、体内に尿酸結晶がかなりたまっていることを意味します。このままでは発作をくり返す危険が非常に高いので、尿酸値が8.0㎎/dL以下であっても、生活習慣の改善をするとともに、薬物療法を開始するのが一般的です。

高尿酸血症の治療方針

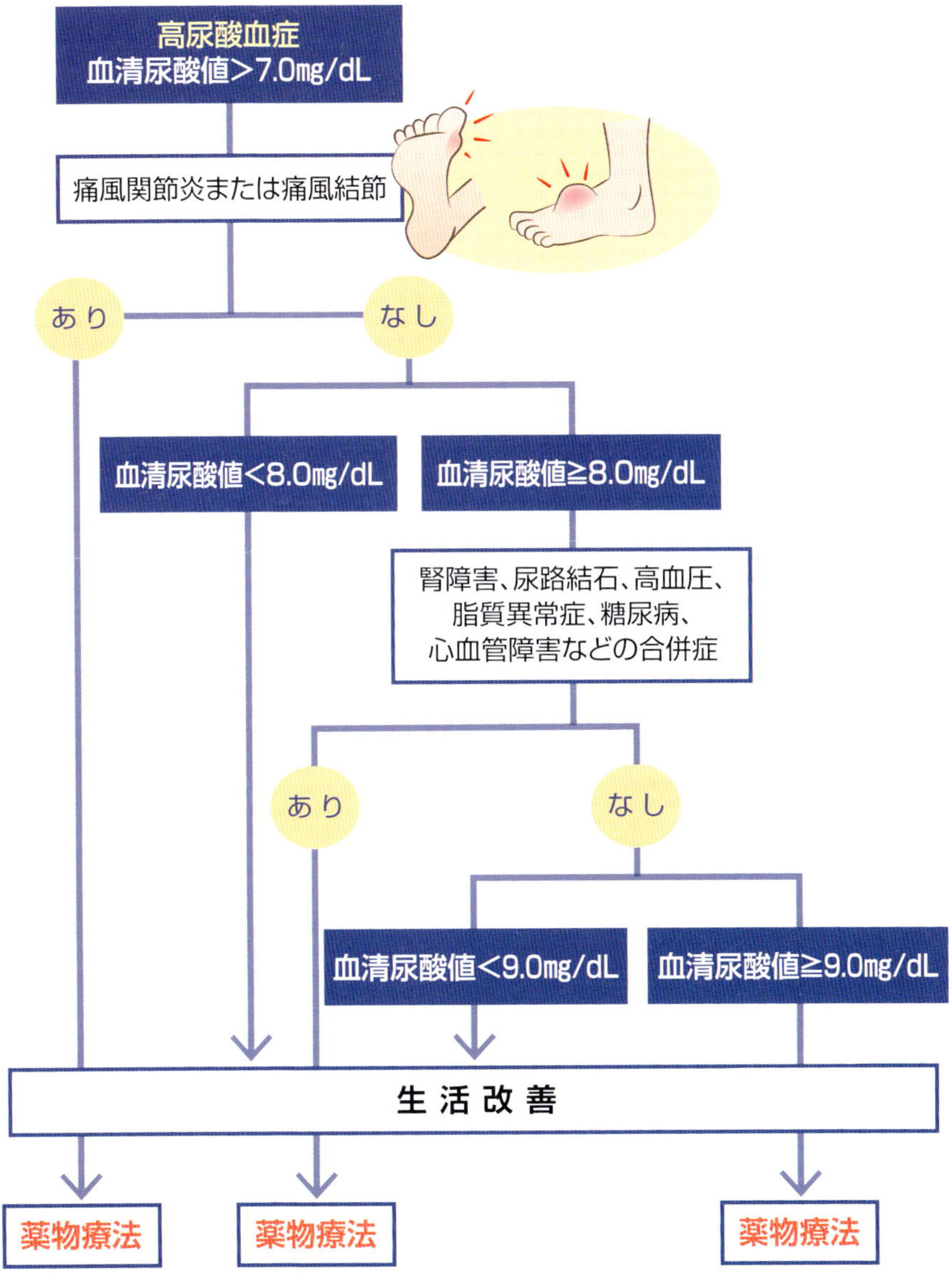

※『高尿酸血症・痛風の治療ガイドライン第２版』（日本痛風・核酸代謝学会）より

発作が起きたら専門医へ受診を！

痛みがやわらいでも放置しない！

高尿酸血症の治療の目的は、尿酸値をコントロールして痛風発作や合併症を防ぐことにあります。そのために、まずは生活改善を行い、それでも尿酸値が下がらなければ薬物療法に踏み切ります。

しかし、いきなり痛風発作を起こしてしまったときは、尿酸値コントロールのための長期的な治療よりも、激痛を取り除き、炎症を沈静化させるための治療が早急に必要になります。

では、突然の発作におそわれたときは、何科を受診すればよいのでしょうか？

診療科目としては、「整形外科」または「内科」を受診するのが一般的です。内科のなかでも、「リウマチ科」「内分泌代謝科」「腎臓内科」などが、痛風を専門とする診療科目になります。健康診断で高尿酸血症が見つかったときは、内分泌代謝科などの内科にかかることが多いと思われますが、痛風は関節に炎症を生じる病気なので、整形外科にも専門医がいます。突然発作が起こったときは、整形外科でも内科でも、近くにある医療機関を受診すればよいでしょう。

痛風の激痛は2〜3日でピークをすぎ、1〜2週間もすればウソのように治まります。そこで注意しなければならないのが、通院をやめてしまうことです。痛みが消えたからといって、治療をせずに放置していると、いずれまた発作をくり返すことになります。

痛みが治まっている間にも、尿酸は体内にたまり続けます。さまざまな合併症を悪化させないためにも、医師の指示を守り、尿酸値をコントロールする治療を根気よく続けてください。

発作発生!!　受診する科は？

突然の発作におそわれたとき

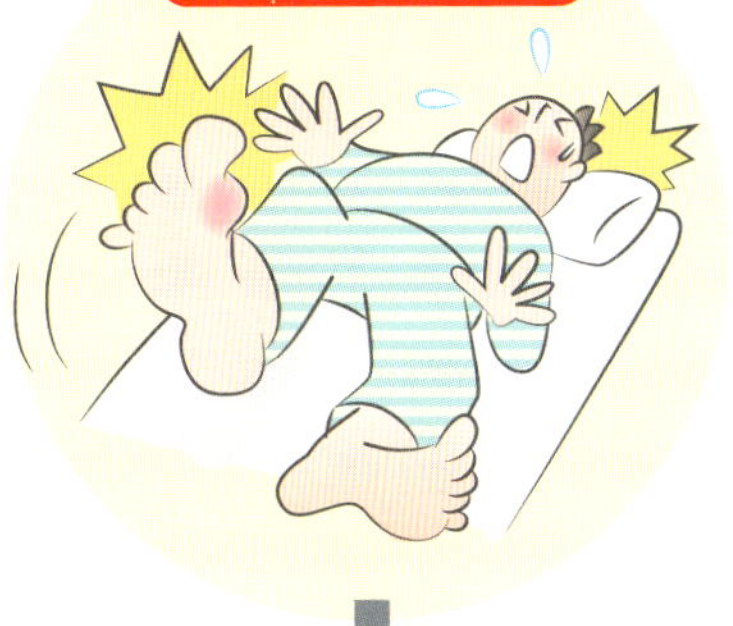

整形外科、内科が一般的。内科のなかでも「リウマチ科」「腎臓内科」が痛風を専門とする診療科です

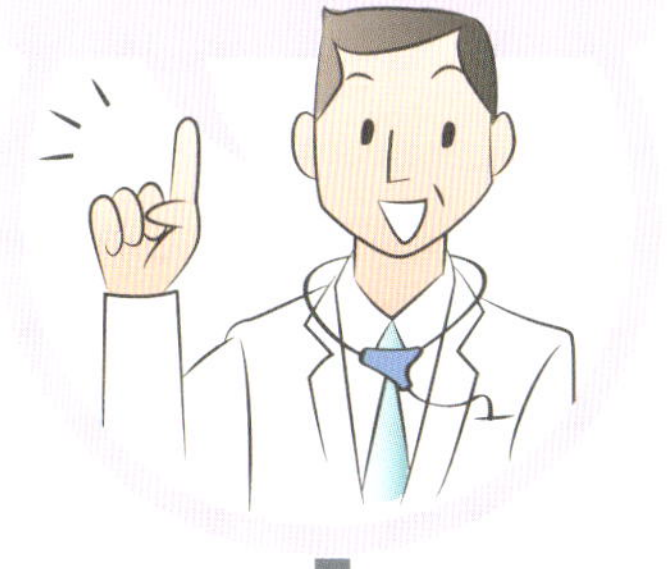

健康診断で高尿酸血症が見つかったとき

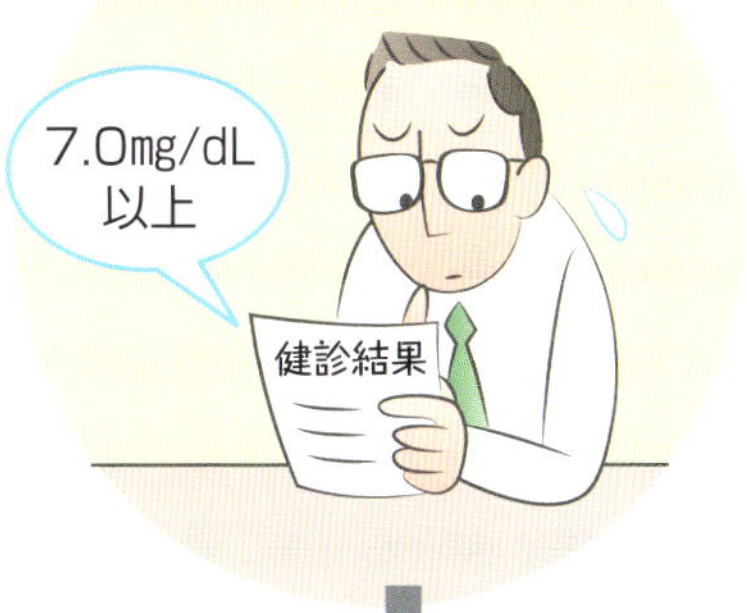

内分泌代謝科などの内科にかかることが多いです。整形外科でもよいでしょう

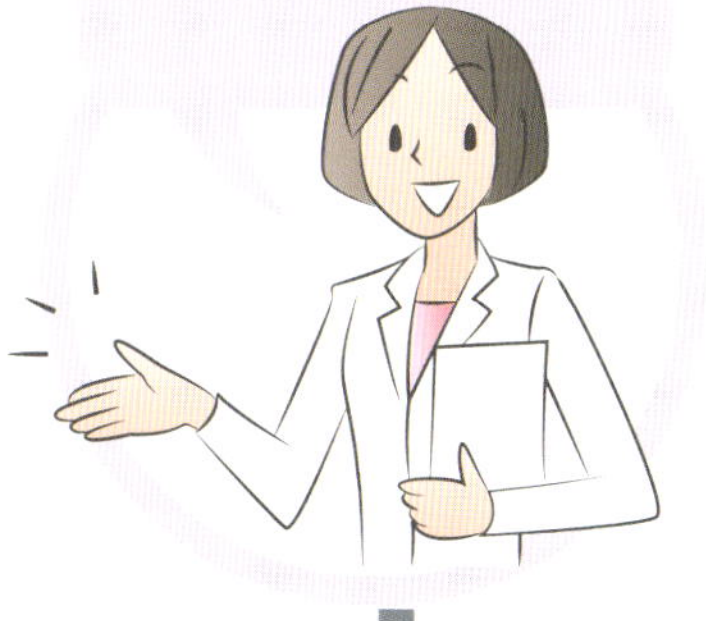

さまざまな合併症を悪化させないためにも、医師の指示を守り、尿酸値をコントロールする治療を根気よく続けることが大切

痛みが治まったからといって通院をやめてしまうことは危険!!

痛風の診断基準は

痛風と他の病気との鑑別をする

痛風発作の多くは、足の親指のつけ根の関節に起こります。しかし、同じような場所に痛みを生じる病気は他にもたくさんあります。そのため、痛風かどうかを診断する際は、他の病気との鑑別が重要になります。

そこでよく用いられるのが、1977年に米国リウマチ学会が定めた診断基準（左表参照）です。この診断基準は、〝痛風であることを見逃さないこと〟と、〝痛風以外の病気を痛風と誤診しないこと〟を目的につくられており、今日も優れた基準として信頼されています。

この診断基準では、左表にあるAの「尿酸ナトリウム結晶が関節液のなかに存在すること」、またはBの「痛風結節の証明」のうち、いずれか1つが確認されれば痛風と診断してよいとされています。ただ、Aを確認するためには、発作の最中に患部に注射針を刺して関節液を採取しなければなりません。患者さんにとって大変苦痛なうえ、足の指など小さな関節では採取自体がむずかしいということもあり、実際にこの検査が行われることはまれです。一方、Bの痛風結節は、すべての痛風患者にみられるわけではなく、ことにはじめて発作を起こした人にはほとんどみられません。

そこで、実際によく用いられる基準は、左表にあるCになります。問診や診察、血液検査などで確認できる11項目のうち6項目に該当すれば、痛風と診断されます。

痛風であることが確認されると、今後の治療方針を立てるために、痛風と高尿酸血症の病状や合併症の有無などを調べる検査が行われます。

痛風かどうかを診断する基準

◇痛風の診断基準（米国リウマチ学会）◇

A	尿酸ナトリウム結晶が関節液のなかに存在する
B	痛風結節の証明 （化学的もしくは偏光顕微鏡検査で尿酸ナトリウム結晶が存在することを証明）

以下の11項目のうち6項目以上に該当する

C	1	2回以上、痛風発作を起こしている
	2	24時間以内に炎症がピークに達している
	3	症状があるのは1カ所だけ（単関節炎）
	4	関節が赤く腫れている
	5	足の親指のつけ根に痛み、または腫れがある
	6	片側の足親指のつけ根に病変がある
	7	片側の足首に病変がある
	8	痛風結節（確診または疑診）がある
	9	高尿酸血症
	10	X線検査でも非対称的な関節の腫れがわかる
	11	発作が完全に治まる

AまたはBのどちらか1つが確認されるか、Cのうち6項目以上に該当する場合、痛風と診断される

治療のための詳しい検査

痛風の病状を確認する検査

痛風が疑われるときは、診断を確定するとともに、病状をくわしく調べるために次のような検査が行われます。

●血液検査

尿素窒素《にょうそちっそ》（BUN）やクレアチニン*という老廃物の量を調べます。腎機能が低下していると、これらの老廃物が血液中に増えてきます。

●尿検査

尿検査では、腎機能が低下していると、尿たんぱくが出てきます。また、痛風やメタボリックシンドロームの人は尿が酸性に傾きやすく、酸性度が強いほど尿酸は尿に溶けにくくなるため、尿のpHを調べることで尿路結石のリスクを知ることができます。さらに、血尿を調べる尿潜血《せんけつ》反応で陽性を示せば、腎結石や尿管結石などが疑われます。尿中の固形成分を調べる尿沈渣《ちんさ》では、尿中の尿酸結晶も見つけることができます。

●超音波（エコー）検査

からだに超音波をあてて、腎臓に尿酸結晶が沈着していないかどうかを調べます。最近では関節への沈着もわかるようになりました。また腎臓内の結石の有無もわかります。

●X線検査

患部の関節をX線で撮影し、関節部の骨が変形していないかどうかを調べます。

●病型を分類するための検査

高尿酸血症は、尿酸排泄低下型か尿酸産生過剰型かによって用いる薬などが違ってきます。そこで、病型を分類するために、「尿中尿酸排泄量検査」と「尿酸クリアランス」という2つの検査が行われます。

用語解説　クレアチニン　筋肉でエネルギー源として利用されたたんぱく質が、分解・代謝されてできた老廃物。

痛風の検査

「腎機能の低下や尿路結石の有無」を調べる検査

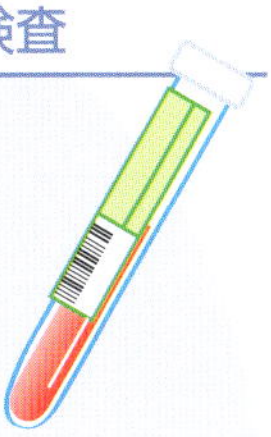

血液検査

- BUN
- クレアチニン

尿検査

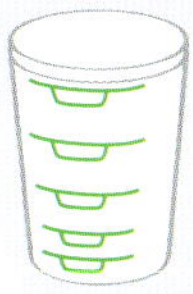

- 尿たんぱく
- 尿のpHチェック
（酸性度）
- 尿潜血反応
- 尿沈渣

超音波（エコー）検査

「関節の変形の有無」を調べる検査

X線検査

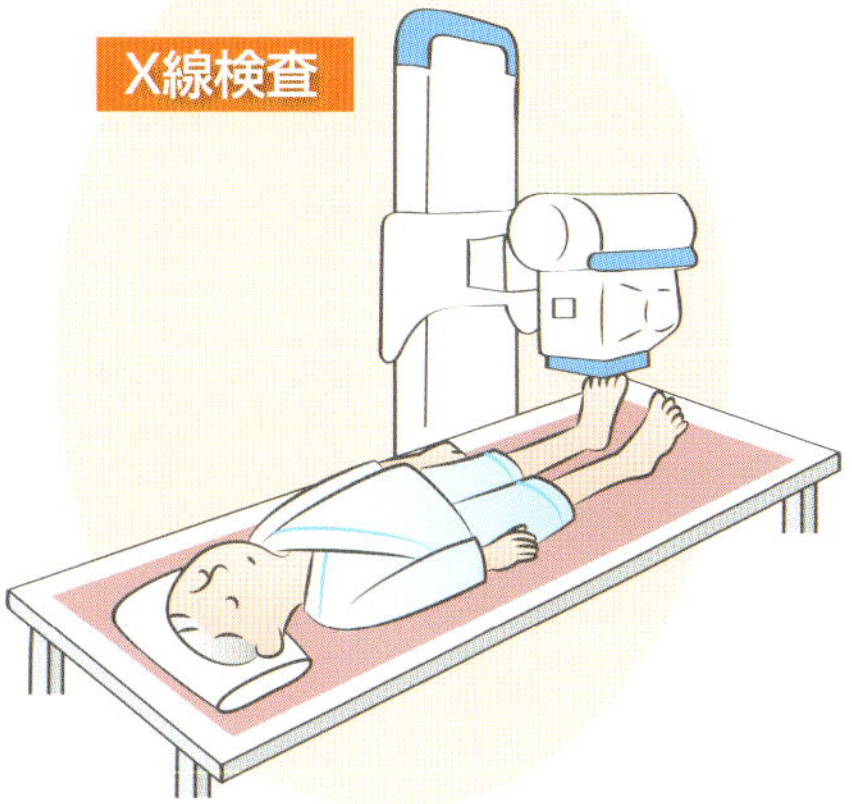

「高尿酸血症の病型」を調べる検査

尿中尿酸排泄量検査

尿中の尿酸を測定する検査。1日分の尿を調べる「24時間法」もあるが、通常、60分間の尿を採取して調べる「60分法」で行われる。60分法では尿中のクレアチニンも測定、中間時に採血も行い、血液中の尿酸とクレアチニンも測定する

尿酸クリアランス

クリアランスとは排泄能力のこと。60分法で採取した尿量、尿酸濃度とクレアチニン濃度などから、これらがどれだけ排泄されたかを算出する

尿中尿酸排泄量と尿酸クリアランスによる病型分類

病型	尿中尿酸排泄量（mg/kg/時）		尿酸クリアランス（mL/分）
尿酸産生過剰型	>0.51	および	≧7.3
尿酸排泄低下型	<0.48	あるいは	<7.3
混合型	>0.51	および	<7.3

※『高尿酸血症・痛風の治療ガイドライン第2版』（日本痛風・核酸代謝学会）より

合併症の有無を確認する検査

高尿酸血症や痛風の人は、高血圧や糖尿病、脂質異常症などを合併しやすいことがわかっています。これらの病気は互いの病状を悪化させるとともに、動脈硬化を進行させ、脳・心血管障害を引き起こすリスクを高めます。

合併症を併発しているときは、その治療も合わせて行う必要があるため、合併症の有無を調べる検査が行われます。

●高血圧

血圧測定を行い、高血圧が疑われる場合は、必要に応じて原因や重症度などを調べるための精密検査を行います。

●糖尿病

血液検査で、空腹時血糖値やHbA1c*の数値を調べます。

●脂質異常症

血液検査で、血液中の中性脂肪、LDL（悪玉）コレステロール、HDL（善玉）コレステロールの値を調べます。

●肝臓疾患

血液検査で、γ《ガンマ》-GTP、AST（GOT）、ALT（GPT）、アルブミン、総たんぱくなどの値を調べます。また、腹部超音波検査で脂肪肝の有無などを調べます。

●心電図、心臓エコー検査

心臓の機能や不整脈などの有無を調べます。

●眼底検査

眼底の血管の状態を直接観察する検査です。眼底の血管は全身の血管の健康状態を反映するため、動脈硬化の程度を知る目安にもなります。

●CT、MRI検査

脳の血管障害が疑われるときは、CTやMRIの検査を行うことがあります。

用語解説　HbA1c　ヘモグロビン・エーワンシー。ヘモグロビンとは、血液中の赤血球に含まれるたんぱく質の一種で、これがブドウ糖と結合したものをHbA1cという。

合併症の有無を調べる検査

高血圧

血圧測定を行う。必要に応じて精密検査も行う

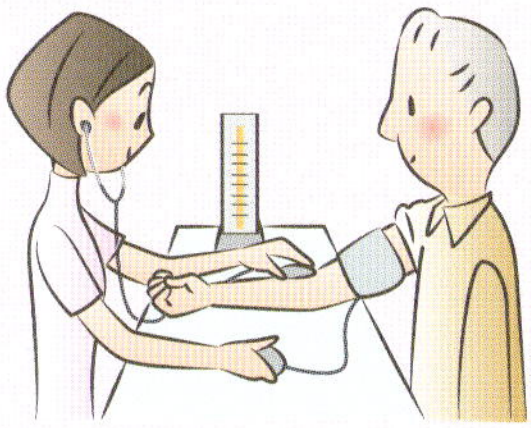

糖尿病

血液検査で、空腹時血糖値やHbA1cの数値を調べる

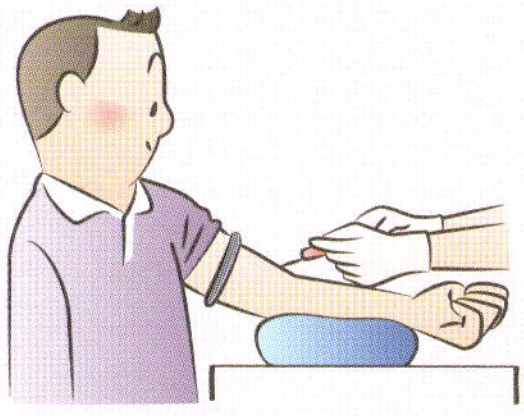

肝臓疾患

γ-GTP、AST(GOT)、ALT(GPT)、アルブミン、総たんぱくなどの値を調べる。また、腹部超音波検査で脂肪肝の有無なども調べる

脂質異常症

血液中の中性脂肪、LDL(悪玉)コレステロール、HDL(善玉)コレステロールの値を調べる

心電図、心臓エコー検査

心臓の機能や不整脈などの有無を調べる

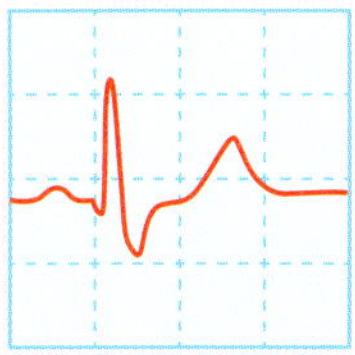

CT、MRI検査

脳の血管障害が疑われるとき、CTやMRIの検査を行う

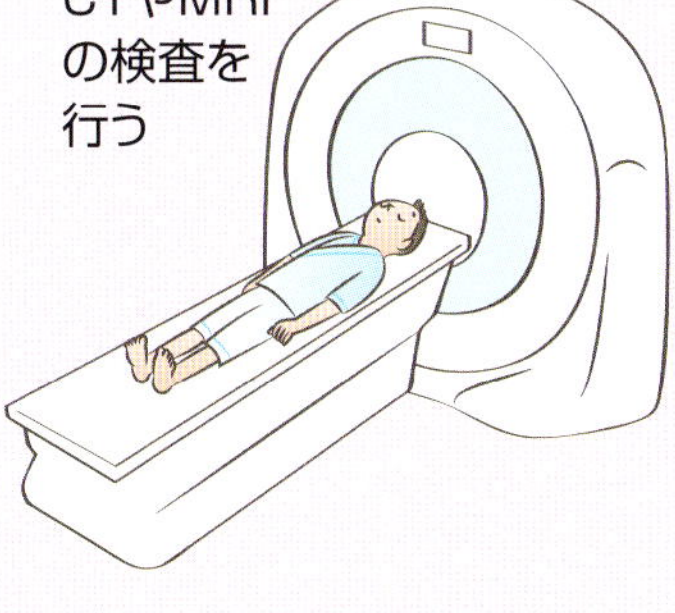

眼底検査

眼底の血管の状態を観察する検査。動脈硬化の程度を知る目安にもなる

痛風の治療は生涯かけて行う

治療の流れ

痛風発作が起こったときは、痛みをやわらげるための薬を服用すればすっかりよくなりますが、痛風の治療はここで終了するわけではありません。尿酸値をコントロールするための本格的な治療は、発作が治まってからはじまるのです。

そこで、痛風の治療は3つの段階に分けて考えられます。

第1段階の「痛風発作に対する治療」は、激痛を鎮静化させるための治療です。薬物療法が中心で、発作が起こっているときに飲む薬（110頁）と、前兆が見られるときに飲む薬（112頁）があります。薬を服用すれば1〜2週間で痛みは完全に治まり、これを寛解《かんかい》といいます。寛解とは、痛風という病気が完治したわけではなく、あくまでも症状が治まったという意味です。

痛風発作が寛解したら、いよいよ第2段階、「尿酸値をコントロールする初期治療」がはじまります。尿酸降下薬（114頁）の服用を中心に、食事療法や運動療法、日常のケアなどの生活改善を併用して、尿酸値を正常に戻すことをめざします。尿酸値の正常値は7・0㎎／dL以下ですが、4・6〜6・6㎎／dLにコントロールしたときが最も発作の頻度が低くなるとされています。そこで、第2段階の治療では、3〜6カ月かけて6・0㎎／dL以下まで下げることを目標とします。

第3段階は、「尿酸値をコントロールする生涯治療」です。再発と合併症を予防するため、薬物療法と生活改善を徹底するとともに、定期的に検査を受けて病状や合併症の有無をチェックします。そして、この治療は生涯にわたって続けます。

痛風治療の進め方

尿酸コントロールは、発作が治まってからスタートとなる

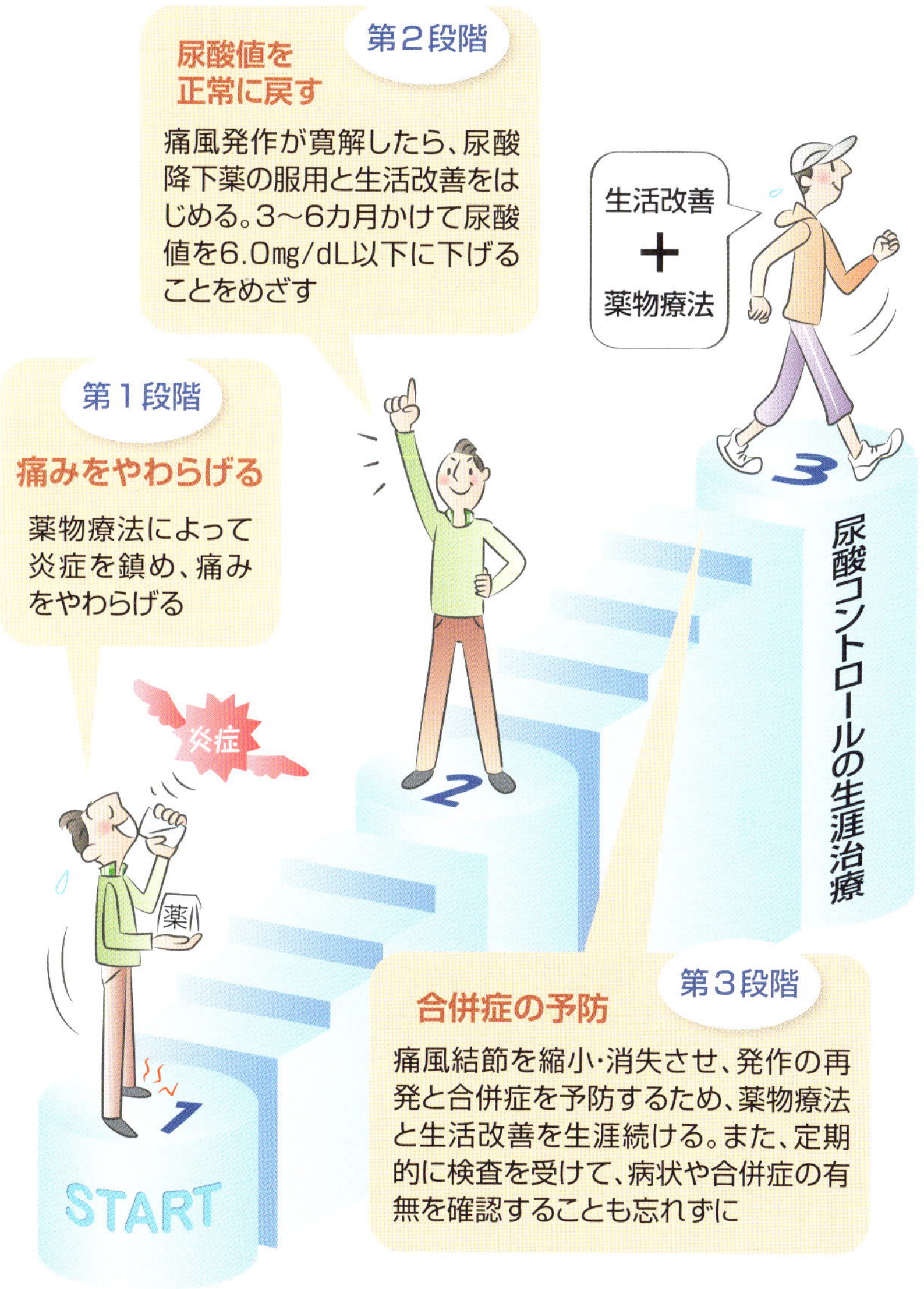
第１段階
痛みをやわらげる
薬物療法によって炎症を鎮め、痛みをやわらげる
炎症
薬
START
第２段階
尿酸値を正常に戻す
痛風発作が寛解したら、尿酸降下薬の服用と生活改善をはじめる。3～6カ月かけて尿酸値を6.0㎎/dL以下に下げることをめざす
生活改善
＋
薬物療法
尿酸コントロールの生涯治療
第３段階
合併症の予防
痛風結節を縮小･消失させ、発作の再発と合併症を予防するため、薬物療法と生活改善を生涯続ける。また、定期的に検査を受けて、病状や合併症の有無を確認することも忘れずに

治療に使われる薬

発作の激痛を抑える薬

痛風発作が起こったとき、すなわち発作の極期《きょくき》に用いられるのは、炎症を抑えて痛みを取りのぞく作用のある「非ステロイド抗炎症薬（ＮＳＡＩＤ*）」です。痛風発作の極期には、非ステロイド抗炎症薬を短期間にかぎり大量に服用します。これを「ＮＳＡＩＤパルス療法」といいます。

具体的には、たとえば「ナプロキセン（商品名：ナイキサン）」という薬の場合は、３００㎎を3時間ごとに1日3回服用します。それでも激痛が軽減しない場合は、24時間の間隔をおいてもう一度、３００㎎を3時間ごとに1日3回服用します。多くはこれで痛みが軽くなります。激痛が治まったあとも関節の痛みが持続し、日常生活に支障をきたすような場合は、炎症が治まるまで、1～2週間を目安に常用量を服用します。そして、炎症が軽快したら服用を中止します。

なお、非ステロイド抗炎症薬には、胃腸障害や腎障害といった副作用があります。そのため、腎機能が低下している人や、胃・十二指腸潰瘍のある人などは、使用できない場合があります。また、血液を固まりにくくするワーファリンという薬を服用中の人は、非ステロイド抗炎症薬を使用できません。

非ステロイド抗炎症薬を使用できない場合や、使用しても効果が得られない場合、あるいは痛風発作が複数の関節に生じている場合などは、副腎皮質ステロイド薬を用います。副腎皮質ステロイド薬は、非ステロイド抗炎症薬よりも効果が強いのですが、その分、副作用も強くなります。医師の指示に従って、正しく服用してください。

用語解説 NSAID　Non-Steroidal Anti-Inflammatory Drugの略。エヌセイド。ステロイド薬以外の抗炎症作用、鎮痛作用、解熱作用を持つ薬のことをいう。

発作の極期に使われる薬

痛風発作に用いられる「非ステロイド抗炎症薬」

一般名	商品名	用法・用量	投与方法
インドメタシン	インテバンSP	1回25mgを1日2回 病状により1回37.5mgを1日2回	内服
ナプロキセン	ナイキサン	初回400～600mg、その後1回200mgを1日3回または300mgを3時間ごとに3回まで	内服
オキサプロジン	アルボ	常用量1日400mg、最高量1日600mg	内服
プラノプロフェン	ニフラン、プラノプロフェン錠など	1回150～225mgを1日3回、翌日から1回75mgを1日3回	内服

痛風発作に用いられる「副腎皮質ステロイド薬」

一般名	用法・用量	投与方法
プレドニゾロン	15～30mgを服用して炎症を鎮静化させ、1週間ごとに1/3量を減量し、3週間で中止	内服
プレドニゾロンコハク酸エステルナトリウム	1回4～30mgを関節腔内に注射	注射
デキサメタゾンリン酸エステルナトリウム	1回0.66mg～4.1mgを関節腔内に注射	注射
デキサメタゾンメタスルホ安息香酸エステルナトリウム	1回1～5mgを関節腔内に注射	注射
ベタメタゾンリン酸エステルナトリウム	1回1～5mgを関節腔内に注射	注射

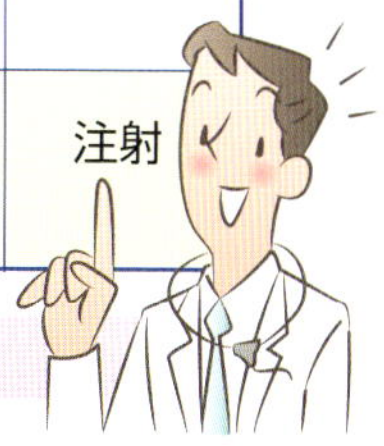

用法・用量は必ず医師の指示に従うこと!

発作を未然に防ぐ薬

痛風発作を一度経験すると、次に発作が起こりそうなときは、1日くらい前から前兆のようなものを感じるといいます。その前兆とは、足の親指がムズムズしたり、ピリピリしたり、軽い痛みやこわばり、違和感を感じるなどです。

そこで、発作の前兆期に用いられるのが「コルヒチン」という薬です。コルヒチンは、ユリ科のイヌサフランという植物の種や球根からつくられた薬で、古代ギリシャの時代から痛風薬として使われていた歴史ある薬です。

痛風発作は、関節にたまった尿酸結晶に対して白血球が攻撃をしかけることで起こります。コルヒチンには、この白血球の働きを強力に抑える作用があり、発作が起こる直前に服用することで、発作を未然に防ぐことができるのです。

コルヒチンは痛み止めの薬ではありませんから、激痛を感じてから飲んだのでは、十分な効果は見込めません。できるだけ前兆を感じた直後に、1錠（0・5㎎）だけ服用します。

なお、コルヒチンは大量に服用すると、腹痛や下痢、嘔吐、筋けいれんなどの副作用が強く出ることがあります。また、末梢神経障害や、骨髄の機能を抑えて白血球や赤血球を減少させるなどの副作用も報告されています。よく効くようにと、用法・用量を超えて使用するようなことは絶対に避けなければなりません。

一方で、尿酸値をコントロールするために尿酸降下薬を飲みはじめたときは、尿酸値が急に下がることで発作を起こしやすくなることがあります。このように発作が予測される場合や、発作が頻発するような場合は、「コルヒチン・カバー」といって、1〜3カ月間を限度にコルヒチンを1日1錠、毎日服用します。

発作を未然に防ぐ薬――コルヒチン

痛風発作には前兆のサインがある

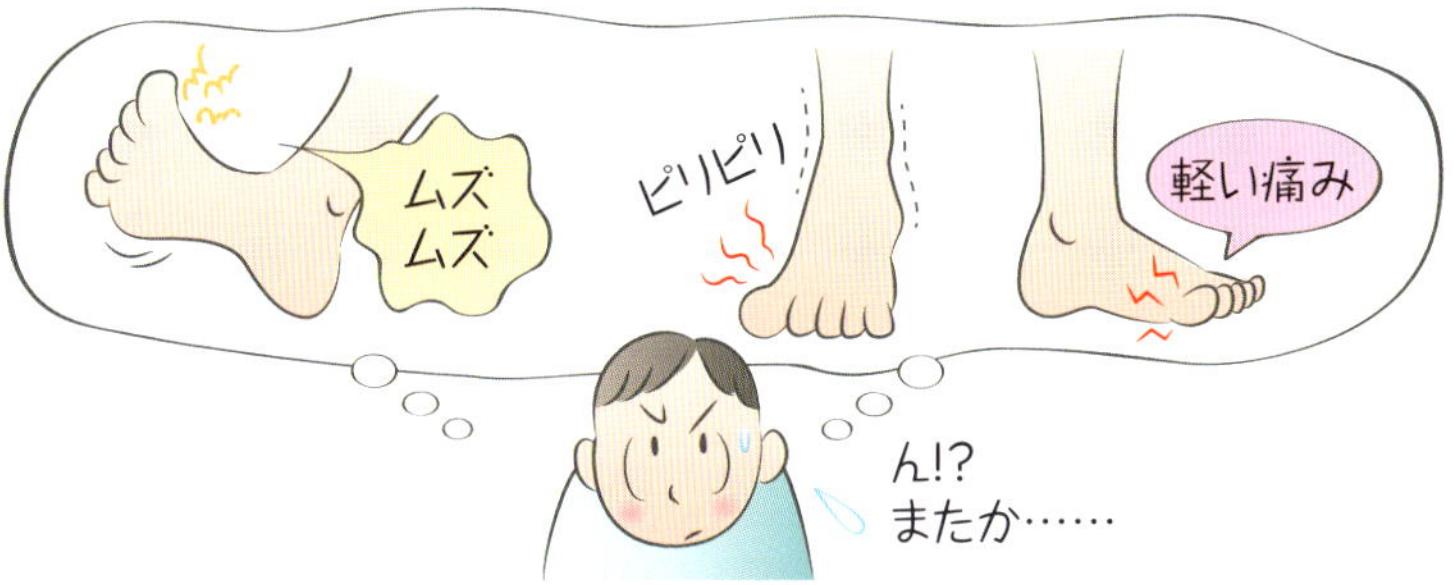

発作の前兆期に用いられるのが「コルヒチン」

コルヒチンの作用

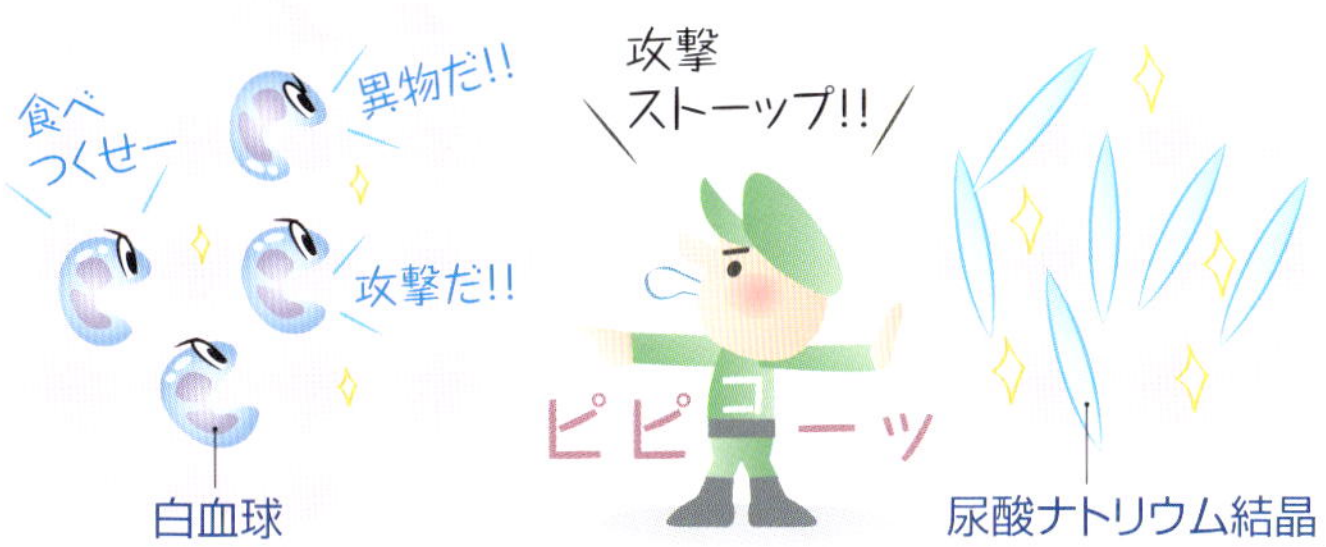
食べつくせー
異物だ!!
攻撃だ!!
攻撃ストーップ!!
ピピーーッ
白血球
尿酸ナトリウム結晶

白血球が尿酸ナトリウム結晶を異物として攻撃（71頁）する作用を抑制し、発作を未然に防ぐ薬

一般名	用法・用量	投与方法
コルヒチン	発作前兆期：1日1錠（0.5㎎）のみ	内服
	発作予防：1日1錠（0.5㎎）を1～3カ月	内服
副作用…… 大量に服用すると腹痛、下痢、嘔吐、筋けいれんなど		

尿酸値をコントロールする薬

激痛の発作が治まったら、尿酸値をコントロールするため、「尿酸降下薬」を用いた薬物療法をはじめます。なお、無症候性高尿酸血症で薬物療法が必要になった場合も、同様の薬が用いられます。

尿酸降下薬は、作用の仕方によって2つの種類に大きく分けられます。1つは体内で尿酸がつくられるのを抑える「尿酸生成抑制薬」、もう1つは体内でつくられた尿酸の排泄を促す「尿酸排泄促進薬」です。高尿酸血症には、「尿酸産生過剰型」と「尿酸排泄低下型」の2つの病型がありますから、病型によって2種類の薬を使い分けます。

尿酸生成抑制薬は、尿酸産生過剰型に使われる薬です。現在は3種類あり、なかでもアロプリノールは最も古くから痛風薬として使われている薬です。ただし、腎臓への負担が大きいため、腎機能障害のある人では、用量を少なくするなどして慎重に用いる必要があります。

そこで、登場したのがフェブキソスタット（2011年発売）とトピロキソスタット（2013年発売）です。これらの薬は腎臓への負担が少ないので、軽度～中等度の腎機能障害ならば用量を減らす必要がありません。尿酸産生過剰型の人にとっては、使いやすい薬が登場したといえるでしょう。

一方、尿酸排泄低下型に使われるのが、尿酸排泄促進薬です。こちらも3種類ありますが、尿酸排泄作用が最も強く、最も広く使われているのはベンズブロマロンです。プロベネシドは、ペニシリンなどの抗生物質と併用すると、薬の代謝に影響を与えることがあるので注意が必要です。ブコロームは、非ステロイド抗炎症薬としてわが国で開発された薬です。抗炎症作用とともに、尿酸排泄作用も有しているため、尿酸排泄促進薬として使われることがあります。

尿酸降下薬の種類

尿酸生成抑制薬

病型	一般名	商品名	特徴
尿酸産生過剰型	アロプリノール	ザイロリックなど	・1962年より痛風治療薬として使われている ・尿路結石の治療にも有効 ・腎障害の程度に応じて、用量を減らす必要がある
	フェブキソスタット	フェブリク	・尿酸低下効果が強い ・1日1回の服用でよい ・腎機能への悪影響が少ない ・尿路結石の治療にも有効
	トピロキソスタット	ウリアデック、トピロリック	・尿酸低下効果が強い ・腎機能への悪影響が少ない ・尿路結石の治療にも有効

尿酸排泄促進薬

病型	一般名	商品名	特徴
尿酸排泄低下型	ベンズブロマロン	ユリノームなど	・尿酸排泄作用が強い ・1日1回の服用でよい ・ほかの薬と併用しても影響が少ない
	プロベネシド	ベネシッド	・日本では1956年より痛風治療薬として使われている ・ペニシリンなどの抗生物質と併用すると、薬の代謝に影響を与えることがある
	ブコローム	パラミヂン	・抗炎症作用と尿酸排泄作用がある

「混合型」の場合は、尿酸生成抑制薬と尿酸排泄促進薬を組み合わせて使用することになるが、尿酸排泄促進薬は尿中に排泄される尿酸を増やすので、尿路結石を生じる危険があるため、多くの場合は尿酸生成抑制薬が使われる

痛風薬を使うタイミングと注意点

抗炎症薬とコルヒチンの場合

現在、痛風の治療薬として使われている薬は、いずれもよく効きます。ただし、薬は正しく使わなければ、十分な効果を得ることはできません。

まず、痛風発作の極期に使う非ステロイド抗炎症薬ですが、正しい服用方法として3つの原則があります。1つは、発作が起きたら、「できるだけ早く最大常用量*を服用する」ということです。「もう少し様子を見てから薬を飲もう」とか、「少しずつ飲んで様子を見よう」などといった中途半端な使い方では、せっかくの薬の効果が得られません。

2つ目は、「発作の最中は、新たに尿酸降下薬を開始しない」ことです。尿酸値を下げる治療をしていないときは、発作中に尿酸値を急激に下げると、かえって発作がひどくなったり、長引いたりすることがあるのです。発作中は、非ステロイド抗炎症薬を正しく服用し、寛解を待ちます。寛解後2週間くらいたってから、尿酸降下薬による治療を開始します。ただし、尿酸降下薬をすでに服用中の場合は、発作中も尿酸降下薬を続けて服用し、さらに非ステロイド抗炎症薬を服用します。

3つめは、「痛みが治まったら、非ステロイド抗炎症薬は中止する」ことです。

なお、非ステロイド抗炎症薬には、胃腸障害や腎障害などの副作用があります。胃・十二指腸潰瘍のある人や、腎機能低下がみられる人は、医師とよく相談する必要があります。

一方、発作の前兆期に服用するコルヒチンは、激痛を感じてから服用しても十分な効果は得られません。コルヒチンを飲んでも発作が起こってしまったら、迷わず非ステロイド抗炎症薬を用います。

用語解説　最大常用量　薬が最も普通に使われたときに治療効果を期待できる量を常用量といい、その上限値を最大常用量という。

痛風発作が起きたときに飲む薬「非ステロイド抗炎症薬」

**激痛がおそったときに使う非ステロイド抗炎症薬。
正しい服用方法として3つの原則がある**

原則・1

できるだけ早く最大常用量を服用する

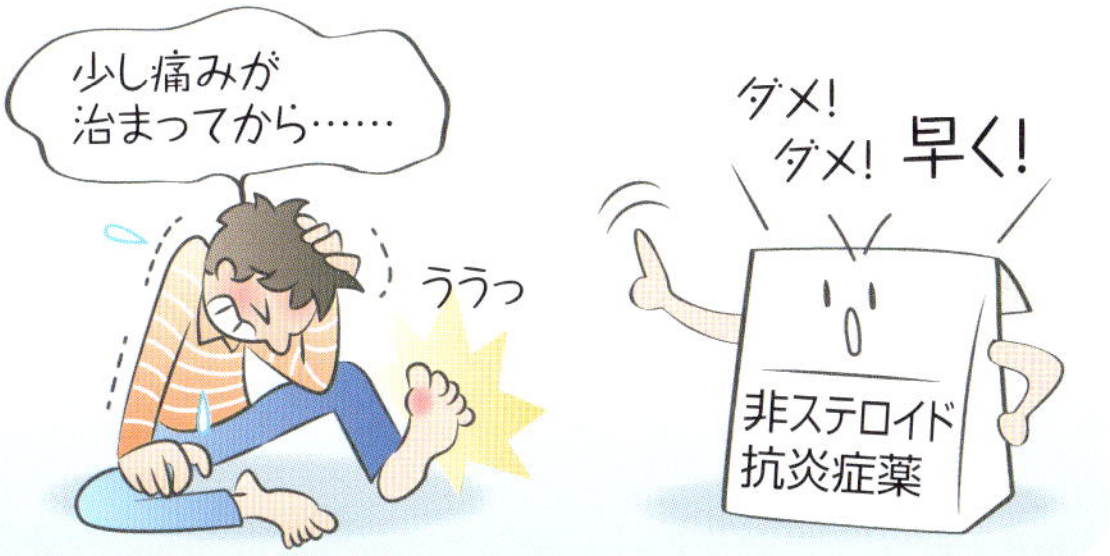
少し痛みが
治まってから……
ううっ
ダメ!
ダメ!
早く!
非ステロイド
抗炎症薬

原則・2

発作の最中は尿酸降下薬の服用をはじめてはいけない

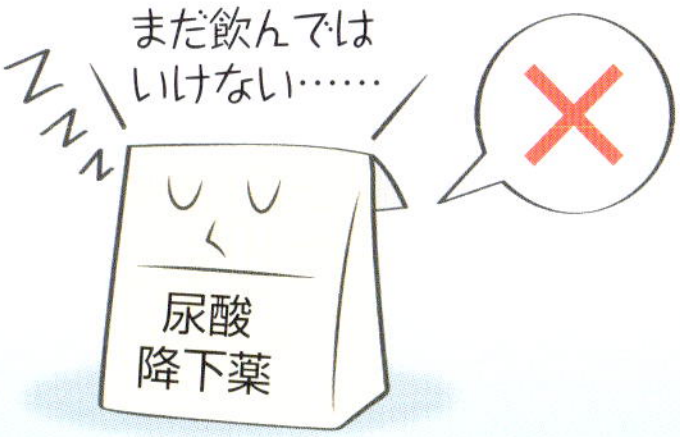
まだ飲んでは
いけない……
尿酸
降下薬

原則・3

痛みが治まったら服用を中止する

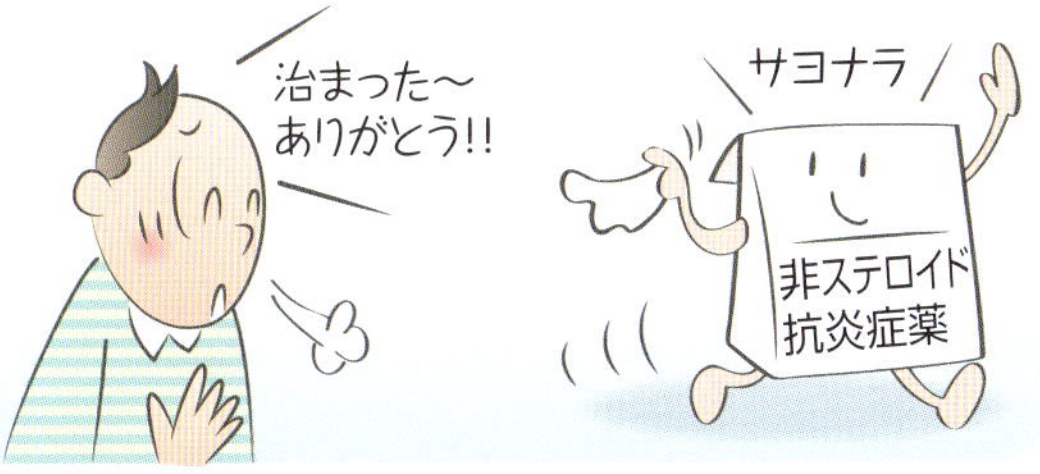
治まった〜
ありがとう!!
サヨナラ
非ステロイド
抗炎症薬

注意

コルヒチン(112頁)は、激痛になってからの服用では十分な効果が得られないので注意を!!

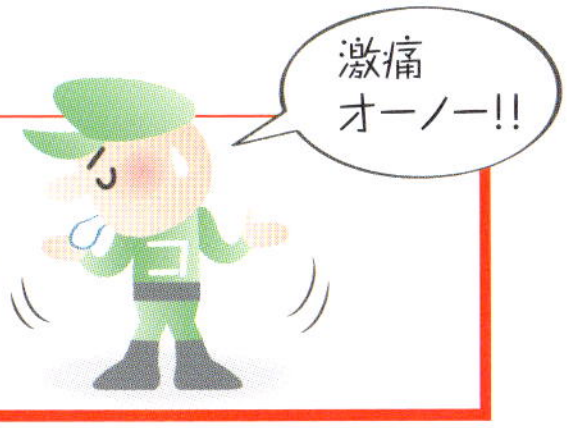
激痛
オーノー!!

尿酸降下薬の場合

尿酸降下薬は、発作が治まって2週間くらいたってから病型に合わせた薬を選択し、服用をはじめます。前項でも述べたように、発作中に尿酸値を急激に下げると、発作を悪化させたり、治癒を遅らせたりすることがあるからです。

尿酸降下薬には、尿酸生成抑制薬と尿酸排泄促進薬がありますが、どちらもはじめは少量から服用を開始します。尿酸値を見ながら少しずつ量を増やし、3～6カ月かけて尿酸値を6.0㎎／dL以下に維持できるよう調節していきます。6.0㎎／dL以下に維持できる量が見つかったら、その量で服用を続けます。

薬を少しずつ増量するのは、ここでもやはり尿酸値を急激に下げると、発作を誘発することがあるからです。尿酸降下薬の服用をはじめると、慎重に投与量を調節しても、治療開始6カ月以内に約4割の人に痛風発作やその前兆が起こるとされています。ただ、尿酸降下薬の治療初期に起こる発作は、通常の発作よりも軽いことが多く、尿酸値が安定してくれば治まります。尿酸降下薬の服用中に発作や前兆が起きても、尿酸降下薬を中止したり、量を減らしたりしてはいけません。これまでどおりに服用しながら、前兆期にはコルヒチンを、発作時には非ステロイド抗炎症薬を用います。

そのほかにも、尿酸降下薬にはいくつかの注意点があります。尿酸排泄促進薬を服用すると、尿中に排泄される尿酸が増えるため、尿路結石ができやすくなります。そのため、尿酸排泄促進薬を用いるときは、尿路結石を予防するために尿アルカリ化薬*（商品名：ウラリットなど）を併用します。

また、尿酸降下薬の多くは、血液を固まりにくくするワーファリンという薬の作用を強めてしまう作用を持ちます。血栓予防などでワーファリンを飲んでいる人は、注意が必要です。

用語解説 尿アルカリ化薬　尿をアルカリ性にして、酸性尿や尿路結石を予防・改善する薬。クエン酸カリウムとクエン酸ナトリウム水和物を主成分とする。

痛風患者の治療計画

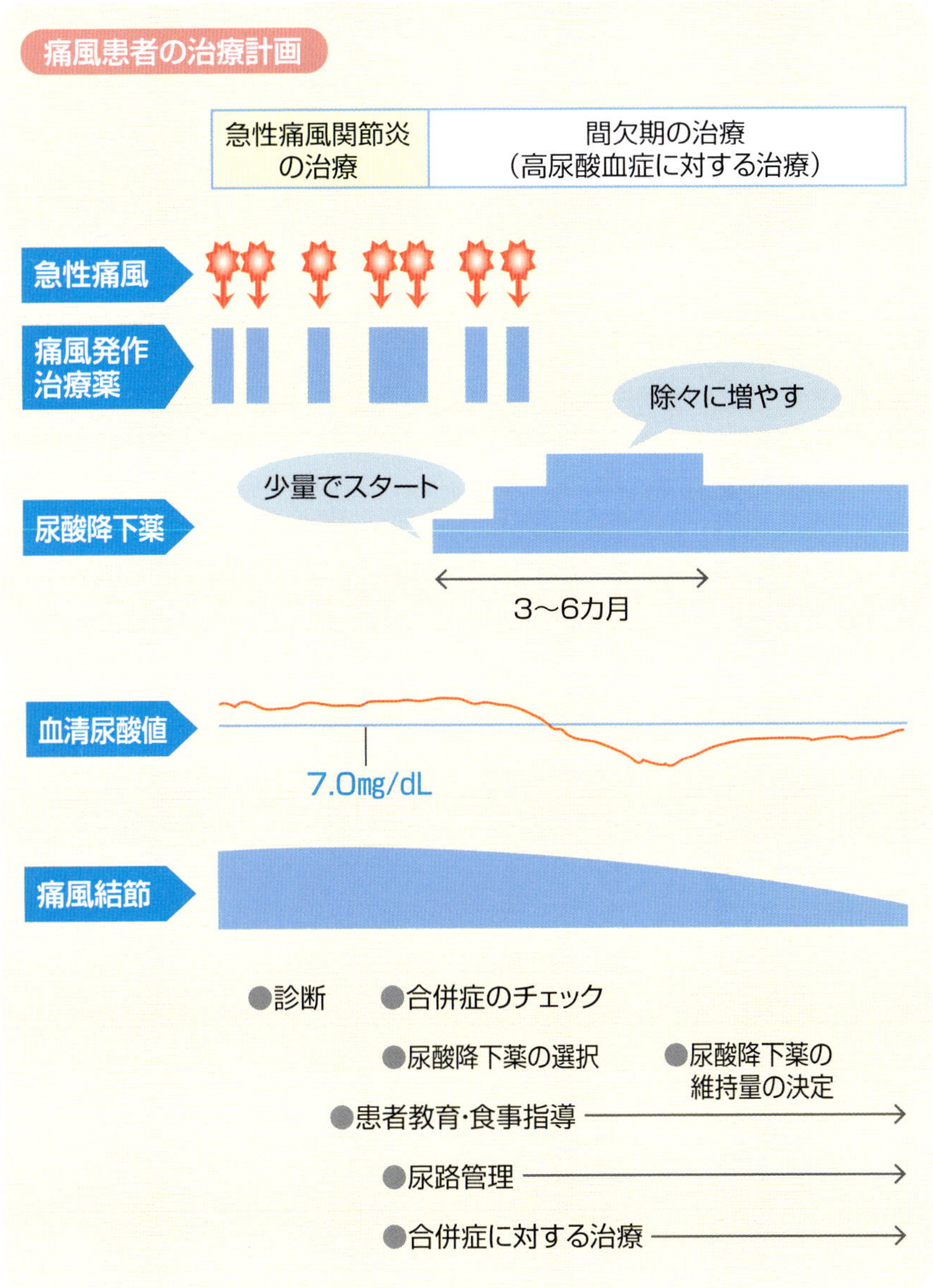

※『高尿酸血症・痛風の治療ガイドライン第２版』（日本痛風・核酸代謝学会）より

再発予防のための日常の心得

生活改善と薬の服用を

痛風の発症や再発を予防するためには、生涯にわたって尿酸値を管理し、コントロールしていく必要があります。しかし、治療をはじめて尿酸値がある程度安定し、生涯治療の段階に入ると、誰もが油断しがちになります。

たしかに、生活習慣を改善し、薬物療法を正しく続けていれば、多くの人の尿酸値は正常値まで下がります。発作の激痛の記憶が新しいうちは、再発への不安から治療にも熱心に取り組むものですが、病状が安定し、1年、2年と発作も起こらなければ、病気という意識が薄らいでくることでしょう。「痛風も高尿酸血症も完治したのだ!」と思いたくなるのも無理はありません。

しかし、ここで治療も通院もやめて、不規則な生活に戻ってしまったのでは、たちまち尿酸値は上昇し、いつ発作が再発するかわかりません。仮に発作を起こさなかったとしても、再び上昇した尿酸値を放置していると、慢性腎臓病や脳・心血管障害などといったおそろしい合併症は静かに、そして確実に進行します。

逆に考えれば、正しい生活習慣を自らの生活習慣として身につけ、医師の指示にきちんとしたがって薬の服用と通院を続けていれば、痛風を再発することはなく、合併症で苦しんだり、命を縮めたりするようなこともないということです。

尿酸値をコントロールするためには、生活改善と薬物療法、この2本の柱はどちらも外せません。そこで、最終章となる次章では、生活改善について、食事、飲酒、運動、ストレスなどの観点からくわしく解説します。

第５章

高尿酸血症・痛風の治療で最も重要な「生活改善」

尿酸値をコントロールする治療に欠かせないのが生活改善です。高尿酸血症の生活改善では、食事療法を中心に、適度な運動とストレスコントロールも実践しながら、尿酸値の低下と肥満の予防をめざします。

まずは、生活習慣を見直そう

尿酸値を上げる生活をチェックしよう！

高尿酸血症・痛風の原因の多くは、生活習慣にあることがわかっています。そのため、尿酸値をコントロールしていくうえで、生活改善は薬物療法と同等、あるいはそれ以上に重要だともいわれています。ただ、誰もが意識して尿酸値を上げるような生活をしているわけではありません。まずは、これまでの生活習慣のどこに問題があるのかを見つけ出すことが大切です。

そこで、自分が抱える問題点を洗い出し、よりよい生活習慣を続けていくためにも、毎日の生活や体調を記録する習慣をつけましょう。

問題点の多くは、食生活と運動習慣にあります。食生活では、おおまかな食事の内容と飲酒量を記録します。運動は、市販の歩数計を利用して、1日の歩数を記録するようにしましょう。また、時間をとって運動をしたときは、その内容と時間も記録します。

体調管理としては、体重、血圧のほか、高尿酸血症の人は、尿の酸性度（pH《ペーハー》）もチェックしておきたいものです。健康な人の尿は、だいたいpH6前後の弱酸性に保たれています。しかし、高尿酸血症の人の尿はpH5・5以下の酸性（pHが低い）に傾きやすくなっており、酸性尿では尿酸が尿に溶けにくく、尿酸結晶がつくられやすくなります。

高尿酸血症の人の場合、尿の酸性度はpH6・0〜7・0の弱酸性に維持するのが理想といわれています。尿のpHは市販の尿pH試験紙を使えば簡単に測定できるので、継続的にチェックするようにしましょう。

生活習慣の問題点を洗い出す

自分がかかえる問題を記録する習慣をつけよう

1 食生活を記録する

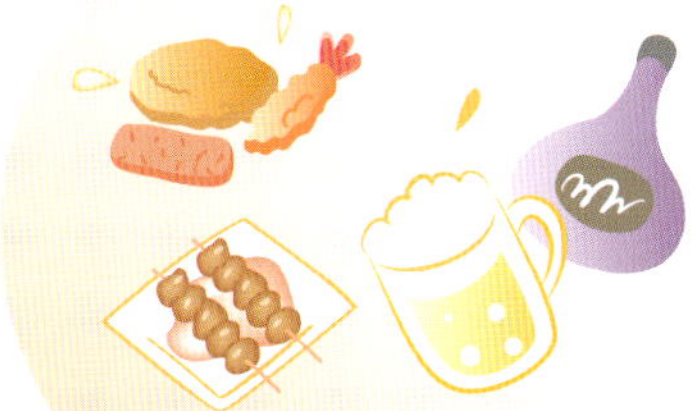

食事の内容、飲酒量をチェックする

2 1日の運動量を記録する

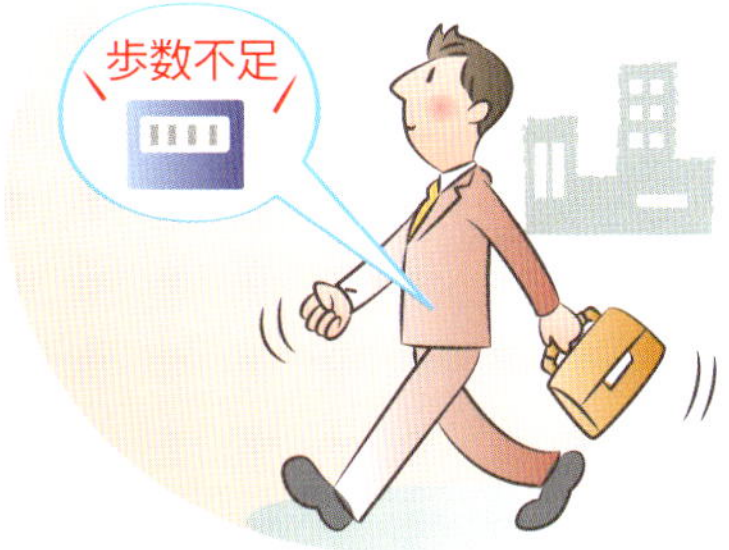
歩数不足

1日の歩数、運動の内容と時間など

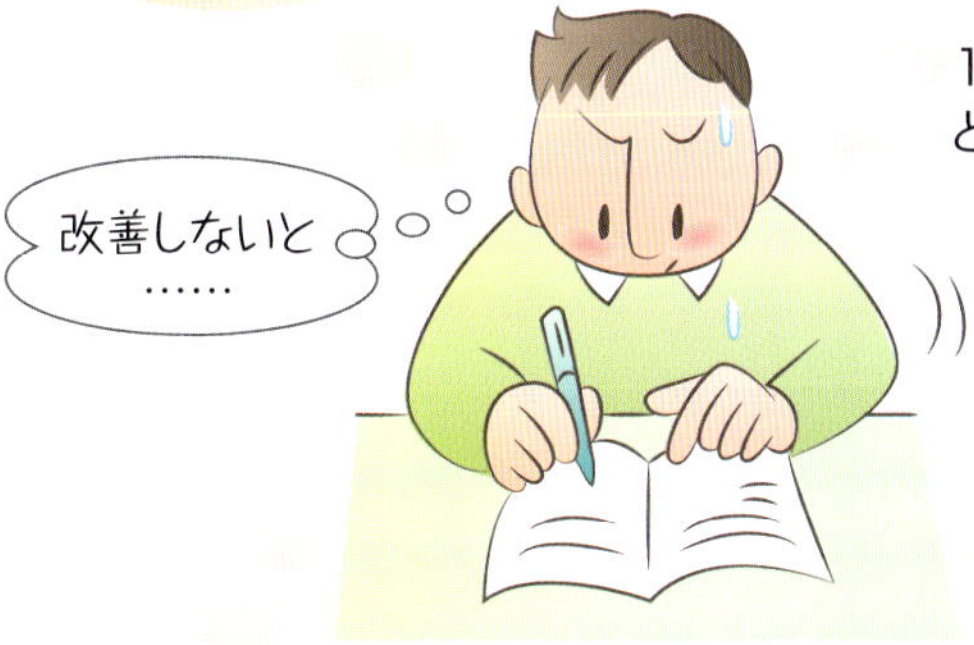
改善しないと……

3 体重、血圧を記録する

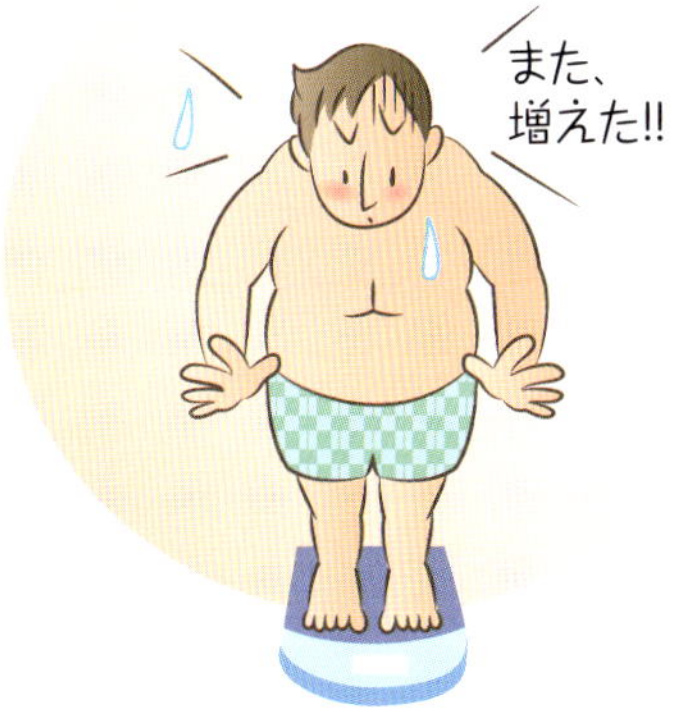
また、増えた!!

4 尿の酸性度を記録する

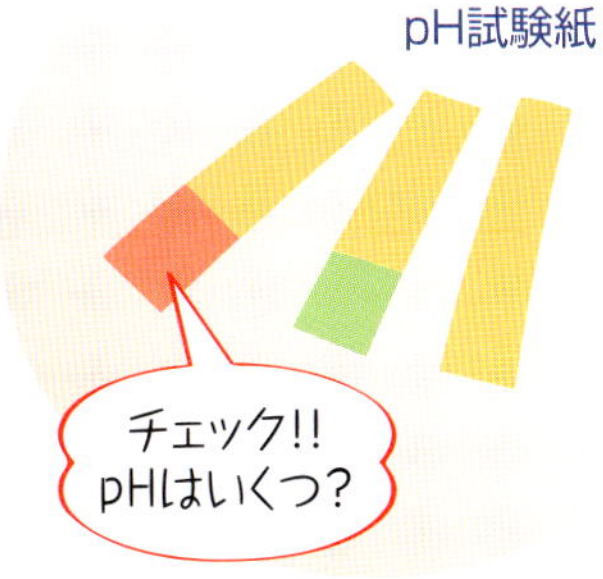
pH試験紙
チェック!! pHはいくつ？

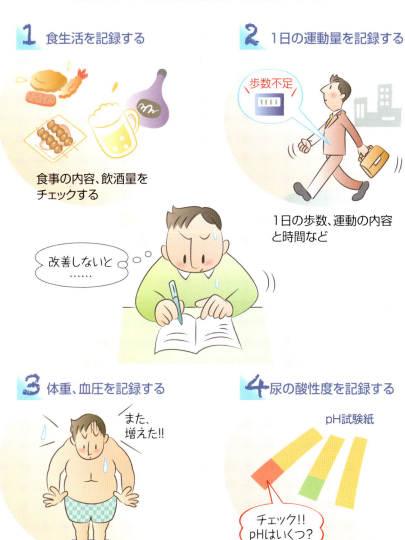

生活習慣の改善のポイントは？

では、高尿酸血症の人は、日々の生活習慣において、どのような点を改善して行けばよいのでしょうか？

わが国では、食生活の欧米化などにともない高尿酸血症が急増しました。現在でも、その増加傾向は続いています。そして、時を同じくして増加しているのが肥満であり、メタボリックシンドロームです。肥満のなかでも、とくに内臓脂肪型肥満*は、高尿酸血症の大きな要因の1つとされており、内臓脂肪型肥満にともなうメタボリックシンドロームが動脈硬化を進行させ、脳・心血管障害のリスクを高めるということは、すでに述べてきたとおりです。

そこで、まずは肥満を助長するような生活習慣を見直す必要があります。肥満の原因は、食事による摂取エネルギーと、運動による消費エネルギーのアンバランスにありますから、食生活の改善と運動不足の解消は必須です。ただし、運動については、高尿酸血症の人では、過度な運動は尿酸値を上昇させるため、運動の種類や強度に注意する必要があります。

食生活では、過食をしていないか、高カロリー食や動物性脂肪の多い食品へ偏っていないかなどをチェックし、思い当たる点があれば改善しなければなりません。また、肥満の人は、食事をとる時間や食べ方などに問題がある場合もあります。

一方で、高尿酸血症の人の食生活には、プリン体を多く含む食品のとりすぎや、アルコールの飲みすぎなど、尿酸値上昇に直接かかわる問題点も見受けられます。食生活以外では、ストレスも尿酸値を上げる要因として知られています。

以上のように、改善するポイントは多岐にわたります。次項からの頁で個別にくわしく解説することにしましょう。

用語解説　内臓脂肪型肥満　肥満のタイプの1つ。皮下組織よりも、内臓のまわりに脂肪が多く蓄積したタイプの肥満をいう。

肥満の原因となる生活習慣を改善する

「肥満になる」生活習慣の改善点はおもに2つ

1 食生活の改善

食生活を改善して、「摂取エネルギー」と
「消費エネルギー」のバランスを保つ

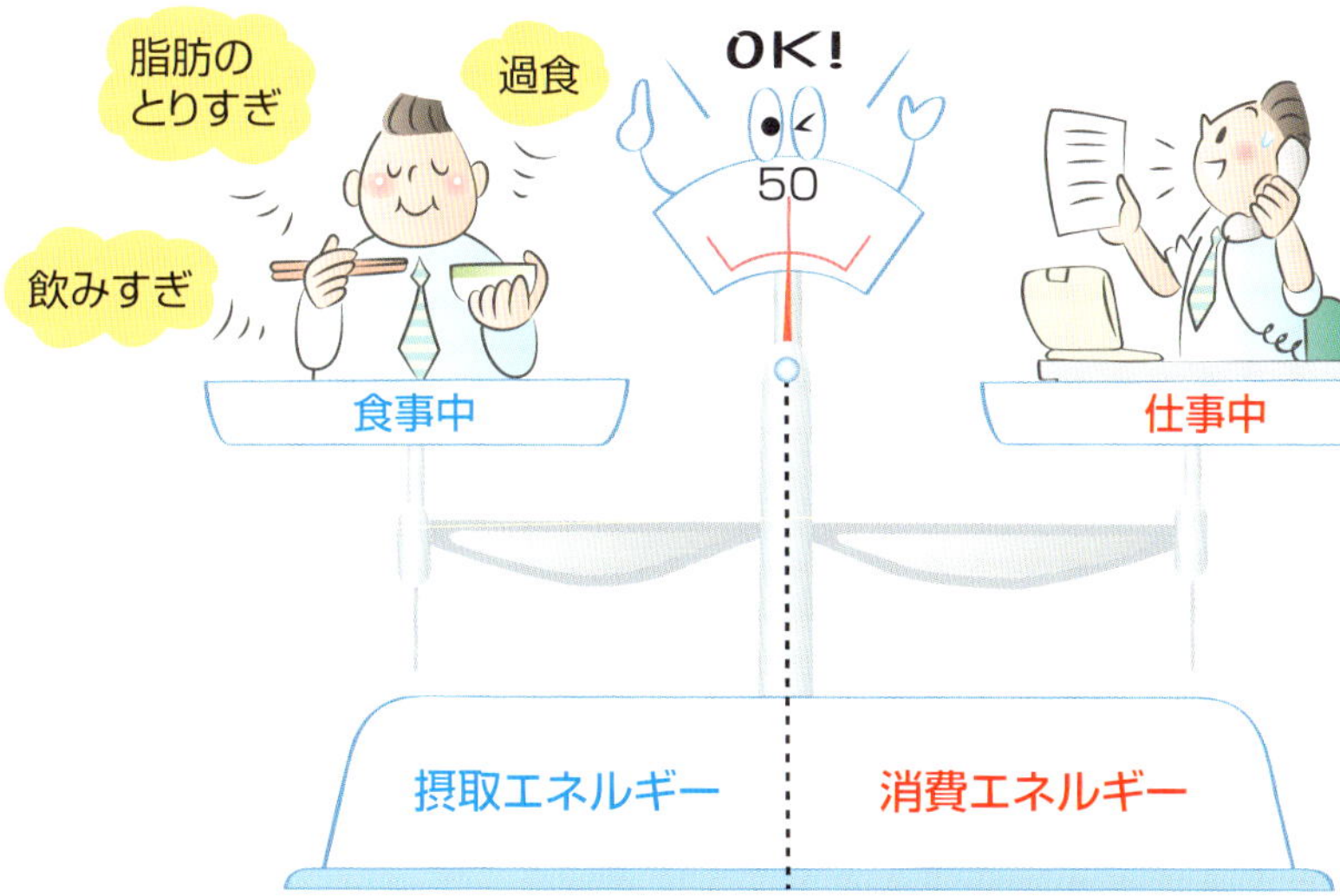

2 運動不足の解消

日常生活に運動の習慣を
取り入れる

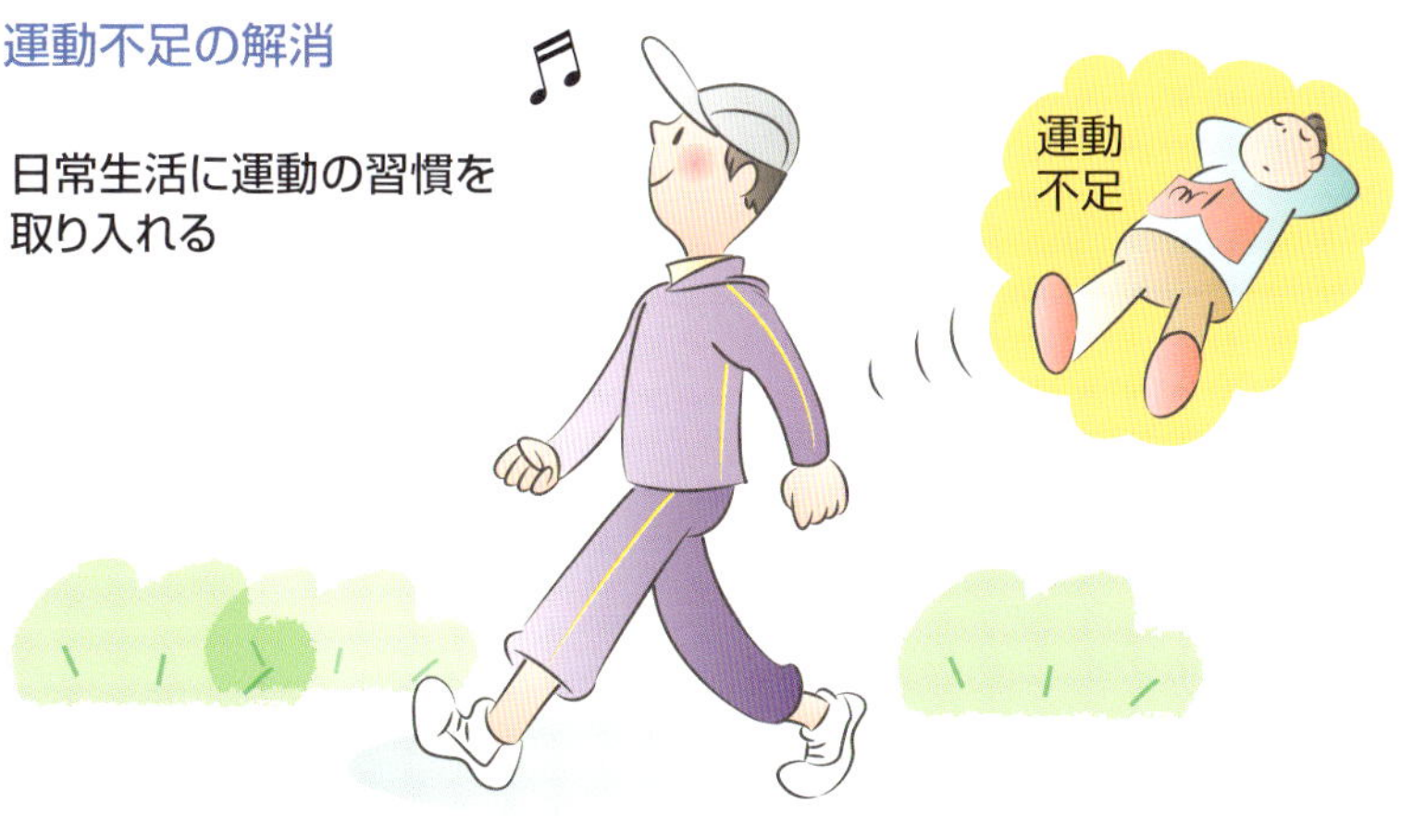

食事療法が大きな役割をもつ

正しい食習慣を心がける

高尿酸血症の生活改善では、肥満の予防・改善が基本となりますが、その対策として大きな役割をもつのが食事療法です。

食事療法を行ううえでまず見直すべきことは、食習慣の乱れです。たとえば、少しでも食べる量を減らすために、朝食や昼食を抜いている人がいるとしたら、それは逆効果です。食事を抜くと空腹の時間が長くなり、人のからだは危機感を覚え、脂肪を蓄えようとします。つまり、食事の間隔を長く空けすぎたり、食事の回数を減らしたりすると、かえって太りやすい体質に変化してしまうのです。不規則な食事、朝食抜き、夜遅い夕食などが多い人は、1日3食をできるだけ決まった時間に食べる習慣にあらためましょう。

一方で、つい食べすぎてしまうという人は、食べ方に問題があるのかもしれません。その1つが、いわゆる早食いです。食事をして満腹中枢*が働くまでには、15～20分かかるといわれています。早食いは、満腹感を感じる前にお腹いっぱい詰め込んでしまうので、自分ではそんなに食べているつもりはなくても、結果として食べすぎている場合が多いのです。食事はゆっくりよく噛んで食べるようにしましょう。

ただし、晩酌をしながらだらだら時間をかけて食べるのはよくありません。あまり時間をかけすぎると、やはり満腹中枢が働かず、食べ過ぎてしまいます。

はじめはつらいかもしれませんが、高尿酸血症の人は「腹七分目」くらいを心がけるのがよいでしょう。

用語解説　満腹中枢　脳の視床下部に存在し、食欲をコントロールしている。食事をして血糖値が上がると、満腹を実感させて食欲を止める。

高尿酸血症・痛風での食事療法の柱

治療をサポートする生活改善の中で、
最も重要なものが食事療法

食事療法の4つの柱

1 摂取エネルギーの適正化

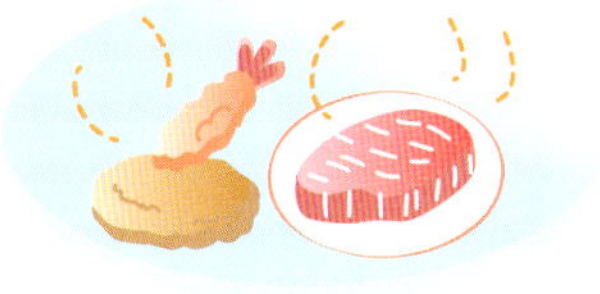

過食・高カロリー食品

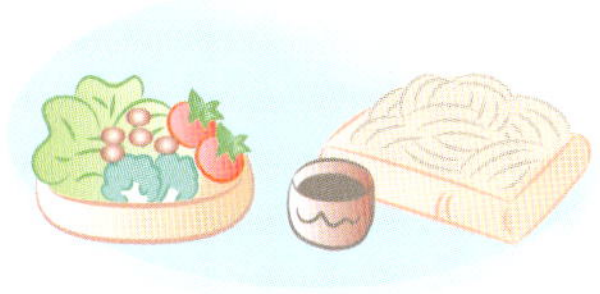

腹七分目・低カロリー

2 プリン体の摂取制限

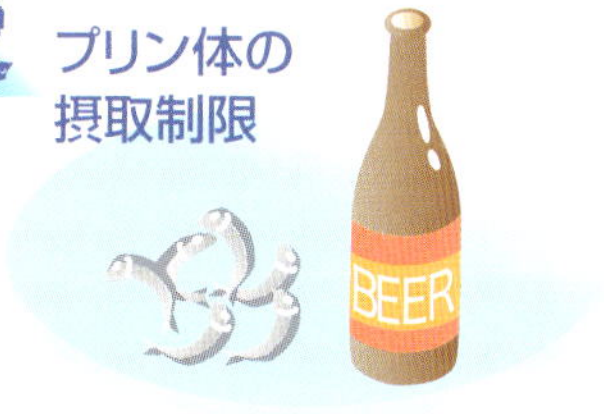

プリン体　多い

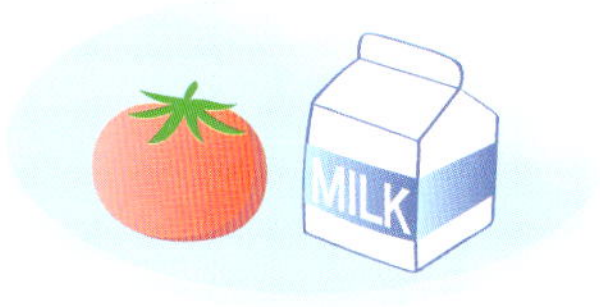

プリン体　少ない

3 尿をアルカリ化する食品の摂取

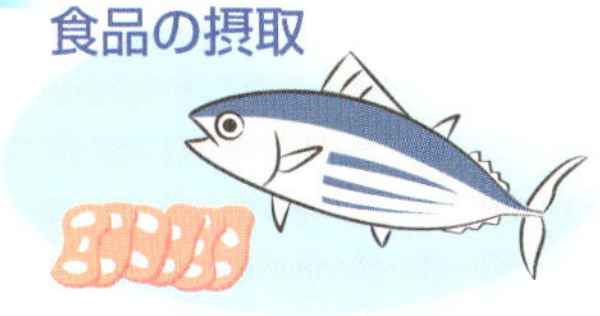

酸性化する

アルカリ化する

4 十分な水分摂取

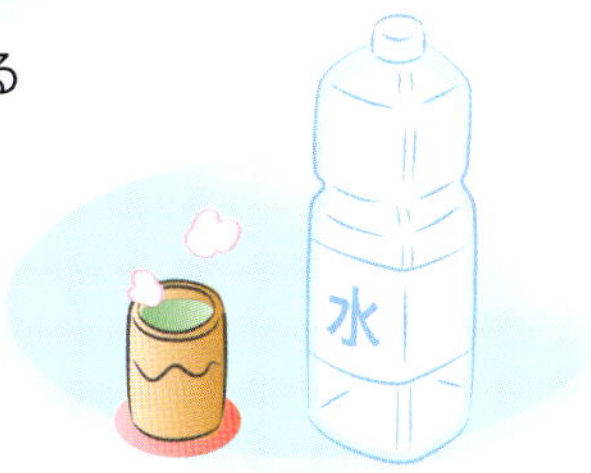

栄養のバランスとカロリーオーバーに注意する

高尿酸血症の食事療法というと、「プリン体の多い食品は食べてはいけない」など、極端な制限があると思われがちです。たしかに高尿酸血症の人は、プリン体を多く含む食品の過剰摂取に注意が必要ですが（130頁）、食事療法ではまず栄養のバランスをとって食べることを心がけるべきです。

バランスのよい食事とは、炭水化物（糖質）、たんぱく質、脂質の三大栄養素と、ビタミン、ミネラル、食物繊維を過不足なく、バランスよくとることのできる食事をいいます。栄養素を1つ1つ計算するのは難しいものですが、主食（おもに炭水化物）、主菜（おもにたんぱく質・脂質・ビタミン）、副菜（おもにビタミン・ミネラル・食物繊維）をそろえると、比較的バランスのとれた食事になります。

ただし、メニューを考えるときは、特定の食品に偏らないよう注意が必要です。高尿酸血症や肥満の人は、肉類などの動物性脂肪が多すぎたり、野菜が少なすぎたりする傾向があります。このような偏りはなくして、いろいろな食材をまんべんなくとるよう心がけましょう。

とくに野菜は意識して多めにとるようにしたいものです。野菜の種類を選ぶときは、白菜やキャベツ、大根などの淡色野菜に偏らず、トマトやにんじん、ほうれん草やかぼちゃなどの緑黄色野菜*も積極的にとるようにしましょう。

さらに、乳製品もとりたいものです。プリン体が少なく、たんぱく質、カルシウム、ビタミンなど、栄養素がバランスよく含まれています。

また、食事療法を行うためには、自分にとっての適正な食事量（kcal）を知っておく必要があります。

自分の適正食事量は、BMIを使った計算式で求めることができます（次頁）。適正食事量の範囲内で栄養バランスを保っていけば、肥満は改善され、尿酸値も下がっていきます。

用語解説　緑黄色野菜　カロテンを可食部100g中に600μg以上含む野菜の総称。カロテンには、体内の活性酸素を減らす強力な抗酸化作用がある。

栄養バランスがとれた食事を心がける

栄養の偏りやカロリーオーバーは、肥満につながる。肉類だけでなく野菜・海草類もしっかりとろう

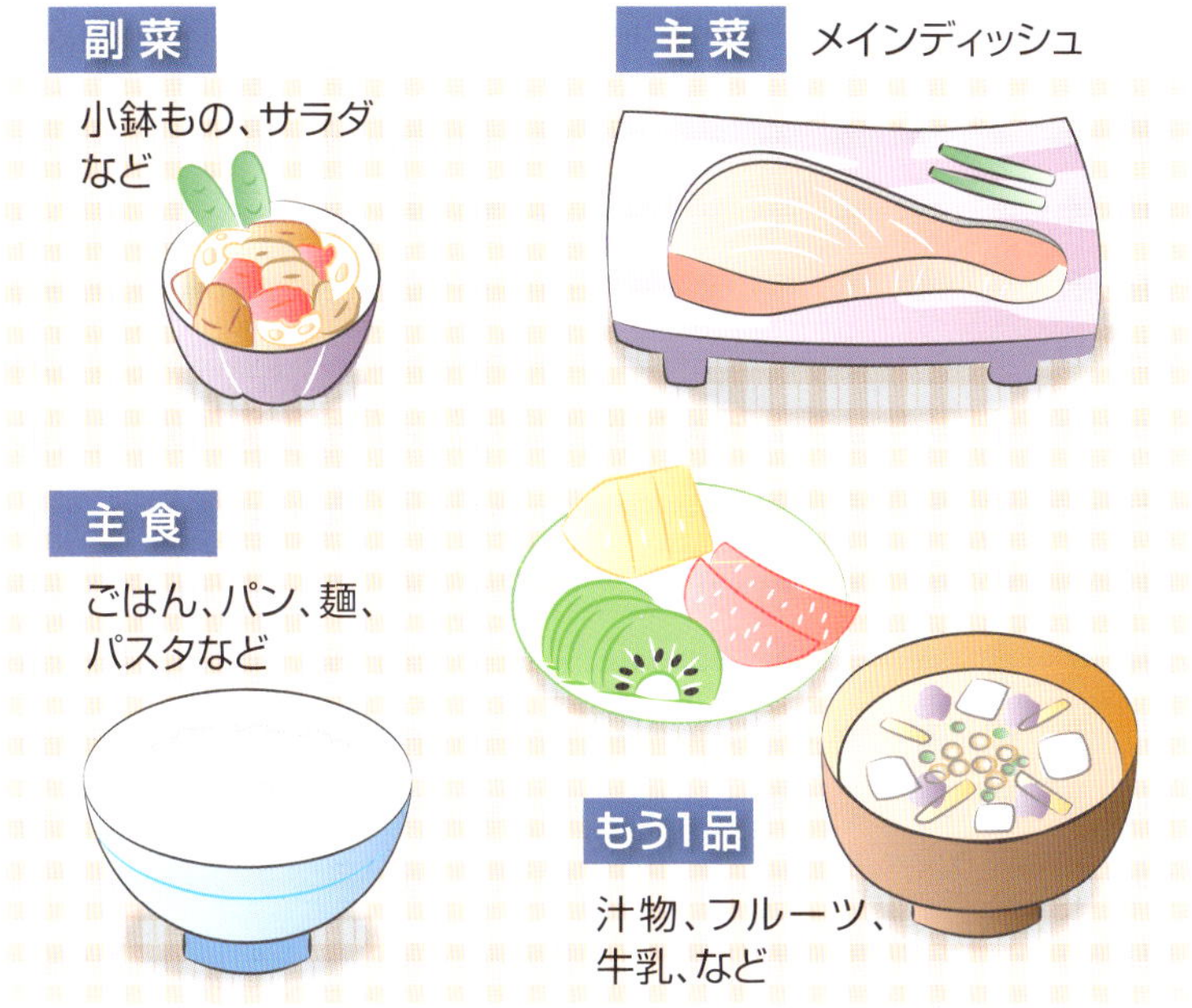
副菜
小鉢もの、サラダなど
主菜 メインディッシュ
主食
ごはん、パン、麺、パスタなど
もう1品
汁物、フルーツ、牛乳、など

自分の適正食事量（kcal）を知っておこう！

標準体重（kg）＝身長（m）×身長（m）×22

1日の適性食事量（kcal）＝標準体重（kg）×30～35kcal※

※体重1kgに対する必要エネルギー量は、普通の労働ならば30kcal、重労働の場合は35kcalで計算

食品に含まれるプリン体を気にする

かつては、食品に含まれるプリン体こそが高尿酸血症や痛風の元凶とされ、高尿酸血症の食事療法といえば、まずはプリン体を含む食品を厳しく制限することでした。しかし現在は、それほど神経質にならなくてもよいといわれています。

尿酸のもとになるプリン体の多くは、細胞の新陳代謝や運動によって体内でつくられます。食品から取り込まれるプリン体は、体内のプリン体全体の2割程度にすぎず、尿酸値に与える影響は、それほどではないことがわかってきたのです。

プリン体は、私たちが普段食べている食品のほとんどに含まれています。プリン体を意識しすぎて必要な栄養が不足することのないよう、バランスよく食べることを大事にしてください。

ただし、プリン体の過剰摂取には注意が必要です。食品100g中に200mg以上のプリン体を含むものを高プリン食といい、高プリン食を毎日大量に食べ続けると、さすがに尿酸値に影響してきます。また、高尿酸血症の人のなかには、プリン体の過剰摂取が原因で尿酸値が上昇している人もまれにいます。このような人では、プリン体の制限が必要になってきます。

そこで、高尿酸血症の食事療法では、プリン体として1日400mgを超えないようにするのが実際的といわれています。基本的に食べてはいけないものはありませんが、レバーやかつお、マイワシなどの高プリン食は極力控えるようにするとよいでしょう。

また、プリン体は水に溶けやすいので、プリン体を多く含む肉や魚からとったスープにも注意が必要です。鍋物やラーメンのスープは飲み干さないなど、ちょっとした心がけで、プリン体の過剰摂取を防ぎましょう。

プリン体の多い食品と少ない食品

食品100gあたりのプリン体含有量

極めて多い	300mg～	鶏レバー、マイワシ干物、イサキ白子、あんこう肝酒蒸し 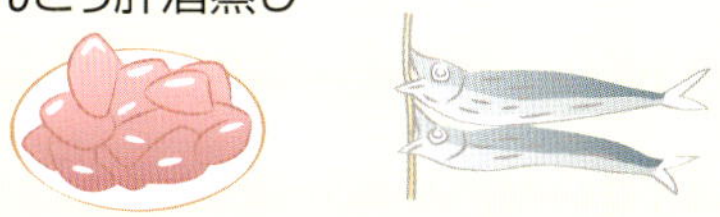
多い	200～300mg	豚レバー、牛レバー、カツオ、マイワシ、大正エビ、マアジ干物、さんま干物 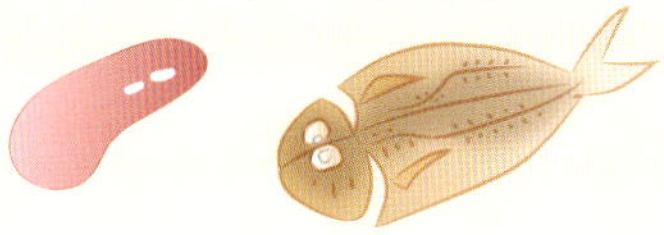
少ない	50～100mg	ウナギ、ワカサギ、豚ロース、豚バラ、牛肩ロース、牛タン、マトン、ボンレスハム、プレスハム、ベーコン、ツミレ、ほうれん草、カリフラワー 
極めて少ない	～50mg	コンビーフ、魚肉ソーセージ、かまぼこ、焼きちくわ、さつま揚げ、カズノコ、スジコ、ウインナソーセージ、豆腐、牛乳、チーズ、バター、鶏卵、とうもろこし、ジャガイモ、さつまいも、米飯、パン、うどん、そば、果物、キャベツ、トマト、にんじん、大根、白菜、海藻類 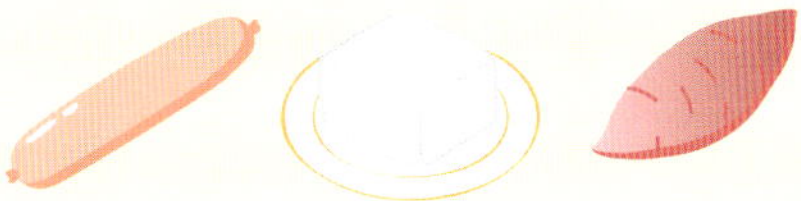

※『高尿酸血症・痛風の治療ガイドライン第２版』（日本痛風・核酸代謝学会）より

果糖のとりすぎに要注意！

最近、尿酸値を上昇させる要因として、果糖（フルクトース）の過剰摂取が問題視されているのをご存知でしょうか？

甘味成分である糖類には、1つの分子からなる単糖類と、2つの単糖類からなる二糖類があります。単糖類の代表は、果糖やブドウ糖です。二糖類の代表は砂糖（ショ糖）で、果糖とブドウ糖がくっついて構成されています。

単糖類はそれ以上分解されない最小単位の糖類なので、すばやく吸収されるという特徴があり、ブドウ糖は吸収されるとまず血中に運ばれ、エネルギー源として使われます。では、果糖は吸収されるとどうなるかというと、血中には運ばれず、ほとんどが肝臓で代謝されます。実は、このときに大量のATPを消費するのです。

第2章（32頁）でも述べたとおり、ATPは急激に、しかも大量に消費されると、分解が進んでプリン体へ、さらには尿酸へと変化します。つまり、果糖のとりすぎは、体内でつくられる尿酸を増やしてしまうことにつながるのです。果糖のとりすぎは、食品からとるプリン体よりも尿酸値への影響が大きいといわれています。

さらに、果糖はブドウ糖のように、すぐにはエネルギー源として使われず、中性脂肪の合成を促すため、とりすぎは肥満やメタボリックシンドロームの原因にもなります。

果糖は、おもに果物やハチミツに含まれているほか、清涼飲料水やお菓子には、砂糖や「ブドウ糖果糖液糖」、「果糖ブドウ糖液糖」というかたちで大量に含まれています。甘い清涼飲料水やお菓子は極力控えるべきですが、果物はビタミン・ミネラル源として重要です。果物や果汁100％のジュースについては、1日80～100kcal分くらいにとどめるのがよいでしょう。

果糖は多くの食品に含まれている

飲料水やお菓子などには、多くの果糖が含まれている。
パッケージについている原材料の表示で確認しよう

果糖を多く含む食品

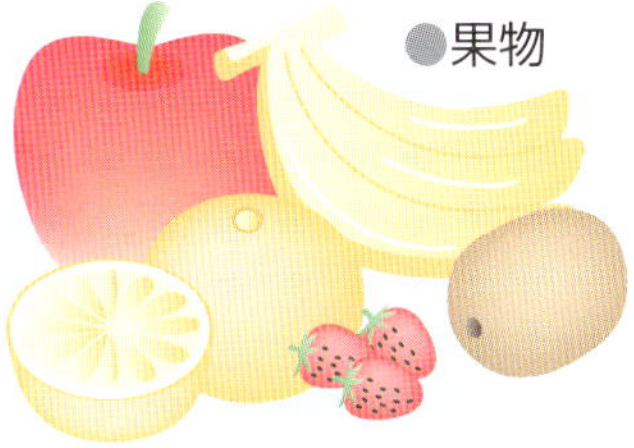

●果物

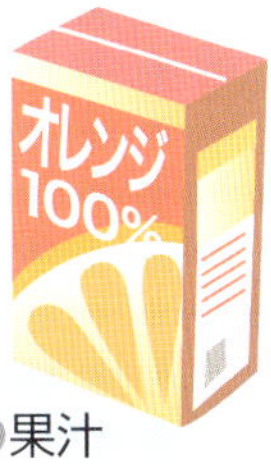

●果汁
100%ジュース

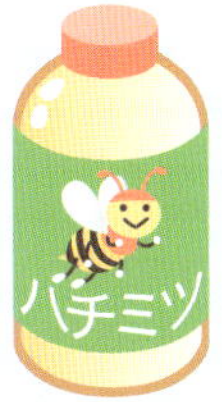

●ハチミツ

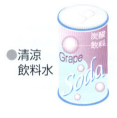

●清涼
飲料水

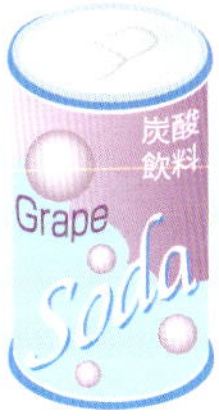

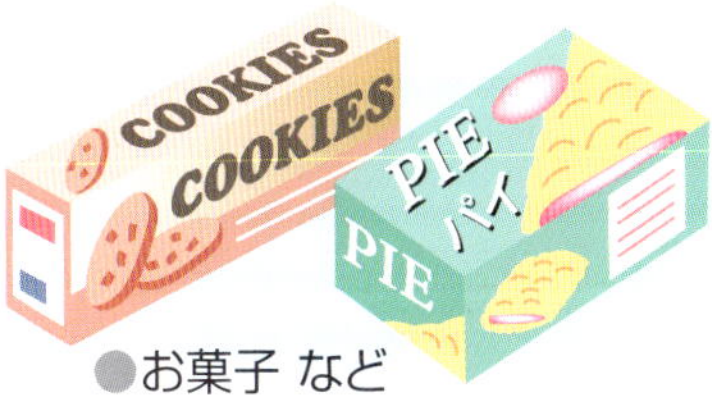

●お菓子 など

原材料表示を確認してみよう!

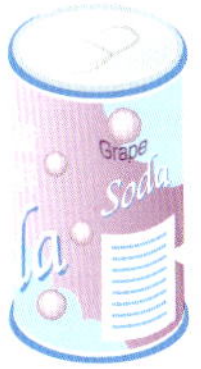

●名称 炭酸飲料●原材料名 砂糖類（果糖ブドウ糖液糖、砂糖）、香料、酸味料●内容量 350mL●賞味期限 缶底に記載●保存方法 高温、直射日光をさけ保存してください。

- ●「砂糖」=ブドウ糖+果糖
- ●「ブドウ糖果糖液糖」=果糖の割合が50%未満
- ●「果糖ブドウ糖液糖」=果糖の割合が50%以上90%未満

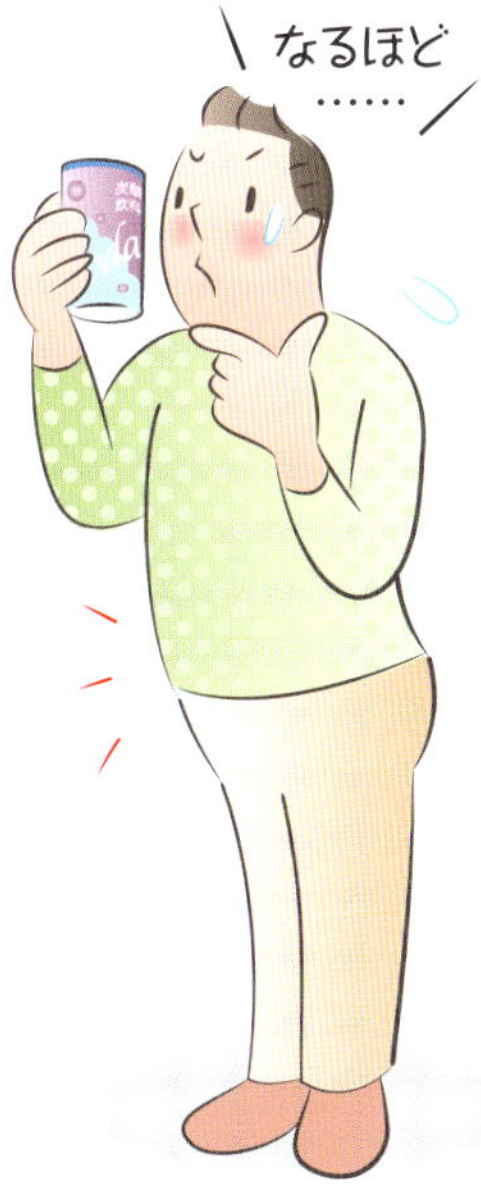

尿をアルカリ化する食品を積極的にとる

高尿酸血症や痛風の人は、尿が酸性に傾きやすくなっています。酸性尿になると、尿酸が尿に溶けにくくなり、尿酸結晶をつくりやすくなります。さらには尿路結石もできやすくなります。

そこで、尿の酸性度は食事の影響を受けやすいので、高尿酸血症や痛風の人は、尿を酸性化する食品を少なくして、尿をアルカリ化する食品を積極的にとることがすすめられます。

尿を酸性化するおもな食品は、肉や魚、アルコールなどです。一方、尿をアルカリ化する食品は、野菜やきのこ類、海藻類です。

野菜や海藻類には水分も多く含まれているため、尿量が多くなり、尿酸の排泄量を増やしてくれるという効果もあります。さらに、ビタミンやミネラル、食物繊維を豊富に含み、しかも低カロリーなので多めに食べても安心です。

ただし、野菜や海藻類をサラダにして食べるときは、ドレッシングやマヨネーズをかけすぎると、脂質や塩分のとりすぎにつながるので注意が必要です。野菜は煮物や炒め物にした方が量をたくさん食べることができます。その際も、できるだけ薄味にして、炒め用の油も控えめにするよう心がけるとよいでしょう。

ちなみに、果物にも尿をアルカリ化する働きがありますが、果物には果糖が多く含まれています。前項でも述べたように、果糖のとりすぎは尿酸値の上昇や中性脂肪の増加につながります。くれぐれも食べすぎないよう注意してください。

尿をアルカリ化することは大事なのですが、実はアルカリ性に傾きすぎるのも問題があります。アルカリ性が強くなりすぎると、リン酸カルシウム結石など、別の種類の結石ができやすくなるのです。そのため、尿の酸性度はｐＨ６・０～７・０の弱酸性に保つのがよいとされています。

尿のアルカリ化で尿酸値の上昇を防ぐ

尿は食事の影響を受ける。アルカリ化する食品を積極的にとり、尿の酸性化を防ごう

尿をアルカリ化する食品と酸性化する食品

尿をアルカリ化する食品	アルカリ度	酸度	尿を酸性化する食品
ヒジキ、わかめ	高	い	卵、豚肉、サバ
こんぶ、干ししいたけ、大豆			牛肉、アサリ
ほうれんそう、ごぼう			鶏肉、カツオ
さつまいも、にんじん			精白米、ブリ
バナナ、さといも			マグロ、サンマ
キャベツ、メロン			アジ、カマス
大根、かぶ、なす			イワシ、カレイ
ジャガイモ、グレープフルーツ			アナゴ、芝エビ
アスパラガス	低	い	サワラ、大正エビ

『高尿酸血症、痛風と障害、尿路結石の新しい概念と治療』細谷龍男ほか（Medical Practice）を基に作成

注 尿が酸性化すると尿酸は結晶化しやすい!!

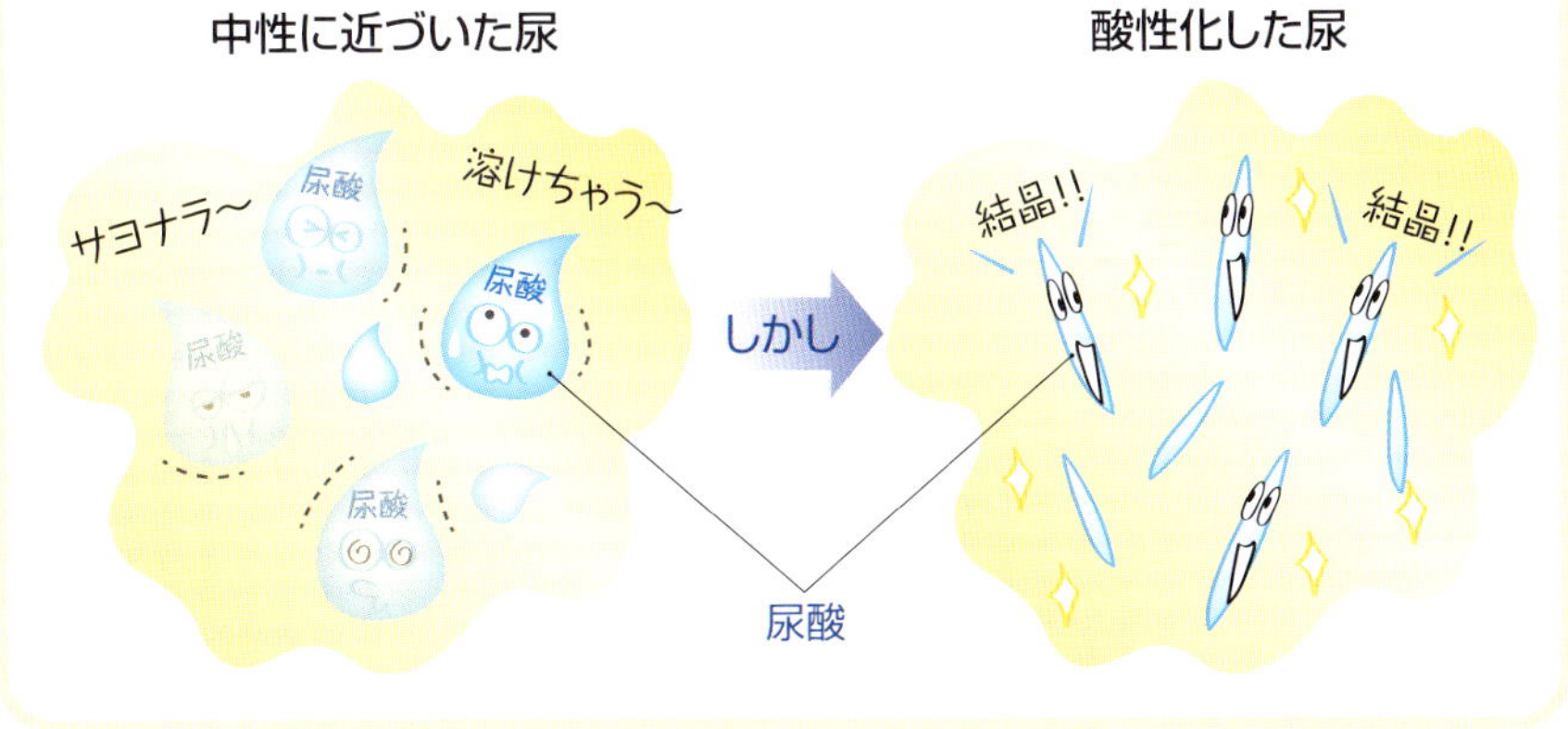

十分な水分補給をする

高尿酸血症や痛風の治療では、尿酸が順調に排泄されるよう水分をたくさんとって、尿の量を多くすることも大切です。

尿の量が少なくなると、尿酸の排泄量も低下し、尿酸値を下げることができません。また、尿の量が少ないと、尿酸が溶けにくくなって結晶化し、尿路結石ができやすくなります。

健康な人の1日の尿量は、平均1〜1.5Lといわれています。しかし、高尿酸血症や痛風の人の場合、尿中の尿酸濃度を低下させるためには、尿量は多ければ多いほどよいのですが、できれば1日2L程度の尿量を維持したいところです。

では、1日2Lの尿を排泄するためには、どれくらい水分をとればよいのでしょうか？

単純に考えても、2L以上の水分が必要です。とった水分は、すべてが尿として排泄されるわけではないからです。とくに夏の暑い日や運動をして大量に汗をかいたときは、それ以上の水分をとらなければ、尿量として2Lを達成することはできません。

ただ、水分は水やお茶などの飲料だけでなく、食事からも補給されます。ですから、飲料としての水分は、できれば1日1.5L以上とるようにするとよいでしょう。

水分補給として適しているのは、水またはお茶です。アルコールには尿酸の合成を促し、排泄を妨げる作用があるので、尿量が増えても尿酸の排泄にはつながりません。

また、コーンシロップを大量に使った甘い清涼飲料水や果糖の多い果汁100%のジュースも、尿酸値上昇や中性脂肪の増加につながるので、高尿酸血症や痛風の水分補給としては適しません。水や緑茶、ウーロン茶、麦茶、無糖の紅茶などを、こまめに飲むようにしましょう。

水分補給のポイント

こまめな水分補給を心がけよう

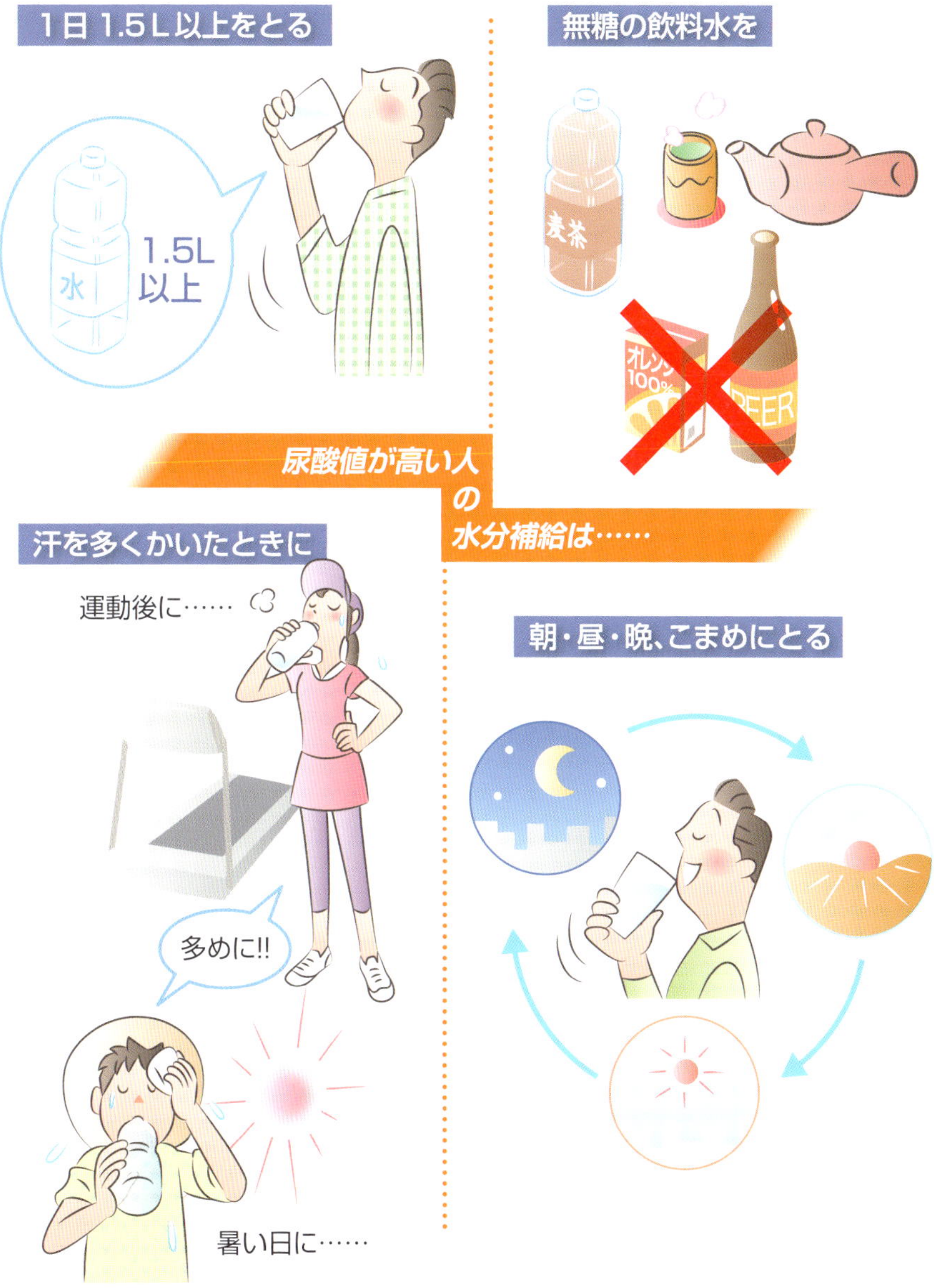
1日 1.5L以上をとる
水
1.5L
以上
無糖の飲料水を
麦茶
オレンジ
100%
BEER
尿酸値が高い人
の
水分補給は……
汗を多くかいたときに
運動後に……
多めに!!
暑い日に……
朝・昼・晩、こまめにとる

アルコールは適量を守る

生活習慣に起因する高尿酸血症では、飲酒制限は非常に有効といわれています。

アルコールが尿酸値を上げるメカニズムは、1つではありません。まず、アルコールには、尿酸のもとになるエネルギー物質、ATPを分解する作用があり、尿酸の産生を促進します。また、アルコールが肝臓で分解されるときにつくられる乳酸は、腎臓に作用して尿酸の排泄を低下させる作用があります。

さらに、アルコールはそれ自体が高カロリーなので、飲みすぎはカロリーオーバーにつながり、肥満やメタボリックシンドロームを進行させます。

そしてもう1つ、みなさんご存知のとおり、お酒に含まれるプリン体の影響も無視することはできません。つまり、高尿酸血症や痛風の人にとって、アルコールはこんなにもたくさんのデメリットがあるということです。

以前は、痛風の元凶といえば、プリン体の多いビールだといわれた時代もありました。たしかにビールは、アルコール飲料のなかでもプリン体が多いのは事実です。そのため、比較的プリン体の少ない焼酎ならば大丈夫だと誤解している人が少なくありません。

しかし、これは大きな間違いです。先にも述べたように、プリン体の影響はほんの一部にすぎません。アルコールそのものに尿酸値を上昇させる要因が多数あるのです。

尿酸値を下げるためには、「できれば禁酒を!」と言いたいところですが、アルコールにはストレス解消など良い面もあります。また、ワインでは尿酸値が上昇しなかったという報告もあります。アルコールが好きな人は、1日の適量(次頁)を守り、週に2日はアルコールをまったく飲まない「休肝日*」をつくるようにしてください。

用語解説　休肝日　毎日お酒を飲む習慣のある人が、肝臓などへの負担を軽くするために設けるお酒をまったく飲まない日のこと。

お酒は適量を厳守！

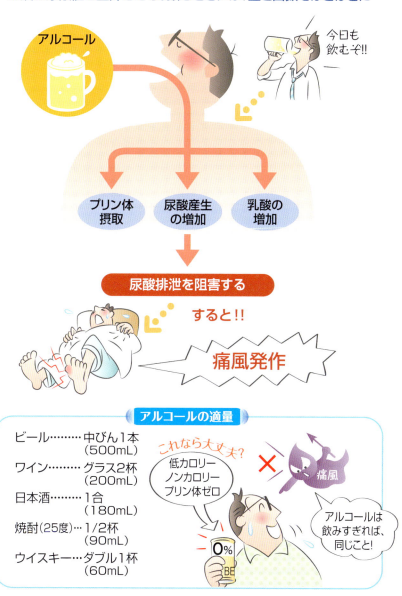

お酒は尿酸値を上昇させる。飲むときには、量と回数をほどほどに

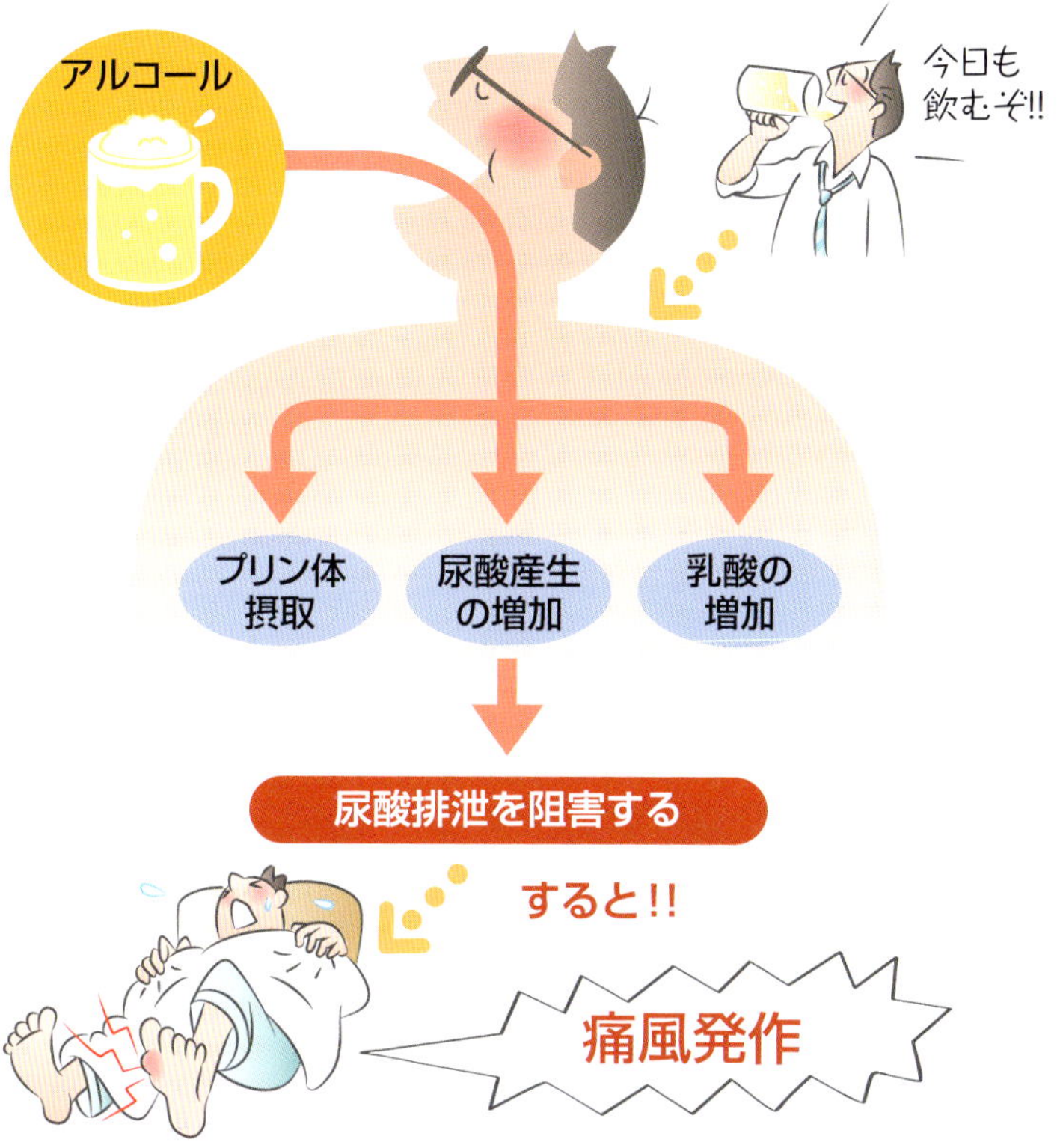

アルコールの適量

ビール……… 中びん1本（500mL）
ワイン……… グラス2杯（200mL）
日本酒……… 1合（180mL）
焼酎（25度）… 1/2杯（90mL）
ウイスキー…ダブル1杯（60mL）

塩分は控えめに

高尿酸血症に合併しやすい病気の1つが高血圧です。高血圧になると、血管は圧力によって傷つきやすくなり、動脈硬化が進行します。動脈硬化は脳・心血管障害の最大の原因ですが、動脈硬化による弊害はそれだけではありません。腎臓の細い血管の動脈硬化が進むと、腎機能が低下し、尿酸の排泄能力も低下してしまいます。高血圧は、尿酸値上昇にも大きく影響するということです。

高血圧を予防するためには、塩分を控えることが大切です。厚生労働省では、高血圧予防の観点から、1日あたりの塩分摂取目標量を成人男性8・0g未満、成人女性7・0g未満としています。ただし、これはあくまでも健康な人を対象とした数字です。日本高血圧学会では、高血圧や慢性腎臓病、糖尿病の人には1日6・0g未満をすすめています。高尿酸血症や痛風の人も、1日6・0gを目標とするのが望ましいといえるでしょう。

高尿酸血症や痛風になる人は、濃い味つけを好む傾向があります。塩分を減らしてうす味にすると、物足りなさを感じるかもしれません。そこで、これまで漬け物や和え物など、すでに味つけされた料理に塩やしょうゆなどをかけていた人は、まずはその習慣をやめることからはじめてみましょう。

料理の味つけだけでおいしく食べられるようになったら、徐々に調理に使う塩分を減らしていきます。さらに、余分な塩分を排出してくれるカリウムをたくさん含む野菜を積極的にとりましょう。また、減塩というと、食塩やしょうゆ、味噌など、しょっぱい調味料だけを控えればよいと思われがちですが、ハムやベーコン、かまぼこやちくわ、佃煮や漬け物などの加工食品にも、かなりの塩分が使われていることも頭に入れておきましょう。

さらに、濃い味はごはんなどがすすみ、過食につながって、肥満をまねくことにもなります。

おいしく減塩するテクニック

調理にひと工夫すれば、塩分を減らしてもおいしい料理のできあがり

1 薬味や香辛料を効かせる

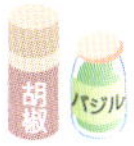

2 塩味よりも酸味を効かせる

3 しっかり味つけしたものは1品にして、そのほかの料理は無塩、またはうす味にする。食材本来の味と香りを楽しむ

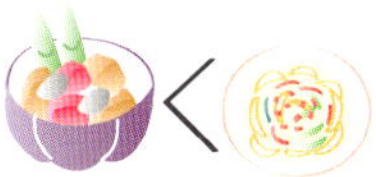

4 大葉やセロリなどの香味野菜、ゴマやクルミなどの種実類でコクと風味をアップ

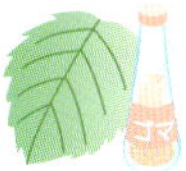

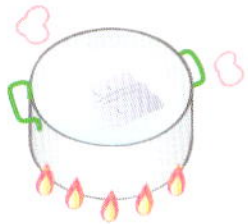

5 だしのうま味を上手に利用する

調味料・加工食品に含まれる塩分

食品名	食塩相当量(塩分)
食塩小さじ1(6g)	5.9g
こいくちしょうゆ大さじ1(17g)	2.5g
うすくちしょうゆ大さじ1(17g)	2.7g
味噌(米味噌/淡色辛味噌)大さじ1(18g)	2.2g
ウスターソース大さじ1(17g)	1.4g
トマトケチャップ大さじ1(18g)	0.5g
マヨネーズ(卵黄型)大さじ1(14g)	0.3g
焼きちくわ1本(100g)	2.1g
かまぼこ1切れ(10g)	0.3g
ロースハム1枚(15g)	0.4g
ベーコン1枚(18g)	0.4g
塩鮭1切れ(80g)	1.4g
あじの開き1尾(90g)	1.9g
昆布佃煮(10g)	0.7g
たくあん1切れ(10g)	0.3g
梅干し1個(10g)	2.2g

「日本食品標準成分表2010」より

脂質の選び方

脂質はたんぱく質、炭水化物と並ぶ三大栄養素の1つであり、からだにとって必須の栄養素です。しかし、脂質のとりすぎは肥満や脂質異常症の原因となり、動脈硬化を促進して、脳・心血管障害を引き起こすリスクを高めます。そのため脂質は、まずはとりすぎないようにすることが第一です。

そしてもう1つ、脂質をとるときに気をつけたいのが、脂質の選び方です。脂質にはいくつかの種類があり、からだによい働きをする脂質と、とりすぎてはいけない脂質があるのです。

脂質を構成する脂肪酸には、飽和《ほうわ》脂肪酸と不飽和《ふほうわ》脂肪酸の2種類があり、不飽和脂肪酸はさらに一価不飽和脂肪酸（オメガ9系）と多価不飽和脂肪酸に、多価不飽和脂肪酸はオメガ6系とオメガ3系に分けられます。このうち、飽和脂肪酸は肉類の脂質やバターなどの動物性脂肪に多く含まれ、血液中のコレステロールや中性脂肪を増やすため、とりすぎない方がよいとされています。

一方の不飽和脂肪酸には、血液中のコレステロールを低下させる作用があり、しかも善玉のHDLコレステロールは減らさずに、悪玉のLDLコレステロールを下げるという特徴があります。なかでもオメガ3系は、善玉を増やして、悪玉を減らす作用があるので、積極的にとりたい脂質といえます。オメガ6系にもコレステロールを下げる作用がありますが、とりすぎると善玉も下げてしまうので注意が必要です。

そこで、脂質の選び方としては、青魚などに多く含まれるDHAやEPA、オリーブ油や菜種油などに多く含まれるオレイン酸、しそ油やえごま油などに多く含まれるα-リノレン酸を積極的にとるようにします。動物性脂肪と紅花油やコーン油などに多く含まれるリノール酸は、とりすぎないよう注意しましょう。

脂肪酸の種類と脂質の上手なとり方

脂質は体に必須な栄養素の1つ。食品に含まれている脂肪酸の種類を意識して、食材を選ぼう

分類			おもな脂肪酸	多く含む食品
飽和脂肪酸			ラウリン酸 ミリスチン酸 パルミチン酸 ステアリン酸	ラード、牛脂、バターなどの動物性脂肪、ヤシ油、パーム油など
不飽和脂肪酸	一価不飽和脂肪酸(オメガ9系)		オレイン酸	オリーブ油、菜種油(キャノーラ油)、調合サラダ油など
	多価不飽和脂肪酸	オメガ6系	リノール酸	紅花油(サフラワー油)、ひまわり油、綿実油、ごま油、コーン油、くるみなど
			γ-リノレン酸	月見草油、母乳など
			アラキドン酸	レバー、卵白、サザエ、アワビ、伊勢エビなど
		オメガ3系	α-リノレン酸	しそ油、えごま油、亜麻仁油など
			DHA(ドコサヘキサエン酸)	マグロ(トロ)、養殖マダイ、養殖ハマチ、ブリ、サバ、サンマ、ウナギなど
			EPA(エイコサペンタエン酸)	本マグロ脂身、養殖マダイ、養殖ハマチ、ブリ、サバ、サンマ、ウナギなど

脂質をバランスよくとる工夫

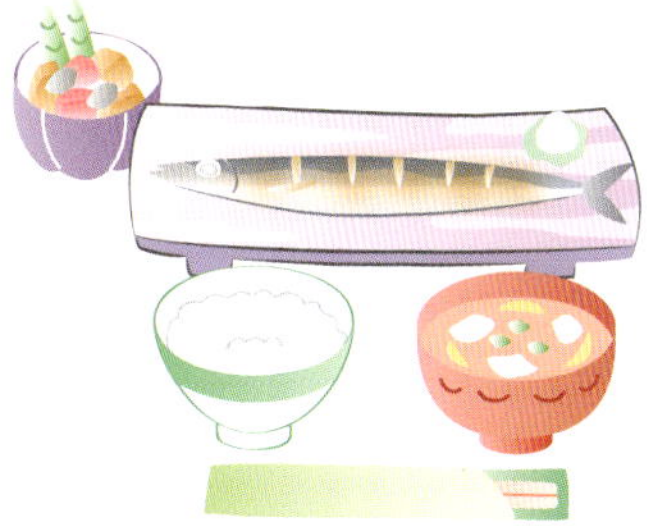

- 調理油にはオリーブ油や菜種油(キャノーラ油)を使う
- 1日1食は主菜を魚料理にする
- 肉は赤身や皮なしの鶏肉など、脂肪の少ないものを選ぶ

脂質を減らす調理の工夫

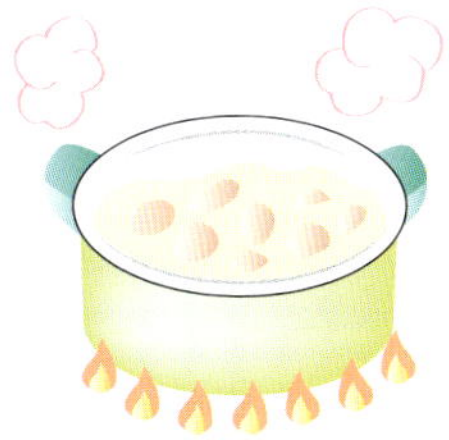

- ドレッシングやソースは、香味野菜や香辛料を利用してノンオイルに
- 脂肪の多い食材は下ゆでや湯通しをする
- 揚げる・炒めるよりも、煮る・蒸す
- 調理前に脂身や皮を取りのぞく

外食時のメニューの選び方

働き盛りのビジネスマンやひとり暮らしの人は、昼食や夕食を外食ですませることが多いのではないでしょうか？

外食のメニューはおいしさやボリュームを重視してつくられていることが多く、脂質や塩分、糖類などを多量に使う傾向があります。そのため、カロリーオーバーや塩分過多になりやすく、それでいて野菜は不足になりがちです。また、丼ものやめん類などは炭水化物に偏りやすく、メニューによっては野菜どころか、三大栄養素であるたんぱく質すら十分にとれないものもあります。

バランスよく食べることは、食事療法の基本でもあります。外食が多い人は、外食の弱点を補うよう工夫しなければなりません。

そこで1つめのポイントは、丼ものやめん類よりも、「定食」や「セットもの」を選ぶことです。これらのよいところは、主食と主菜がきちんと揃っていて、メニューによっては副菜や汁物がつくところです。皿数が多いと食品数も多くなるので、栄養バランスがとりやすくなります。

ただし、うどんとカツ丼のセットや、ラーメンとチャーハンのセットなどでは、セットにする意味がありません。また、とんかつ定食やハンバーグセットなども、高カロリーという点ではあまりおすすめできません。定食のなかでも、焼き魚定食や刺身定食といった比較的低カロリーのものを選ぶとよいでしょう。

もう1つのポイントは、野菜が足りないと思ったら、野菜料理をもう1品プラスすることです。単品での注文が難しければ、食後に野菜ジュースやトマトジュースを飲むのもおすすめです。また、量が多いと思ったら、全部食べずに残すようにしたいものです。ごはんは注文時に少なめにしてもらうようお願いするとよいでしょう。

おもな外食メニューのカロリー

メニューにカロリー表示をしているお店もある。
メニュー選びの参考にしよう(下記は一例です)

さんま定食	650kcal
刺身定食	600kcal
酢豚定食	800kcal
天ぷら定食	830kcal
にぎり寿司(並)	440kcal
かつ丼	900kcal
天丼	600kcal
牛丼	650kcal
しょうゆラーメン	500kcal
ざるそば	280kcal
カレーライス	700kcal
スパゲティミートソース	650kcal

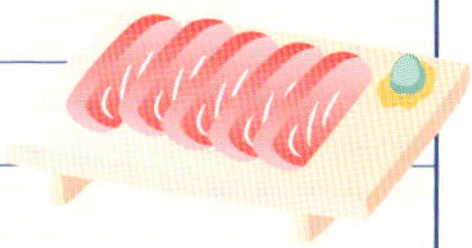
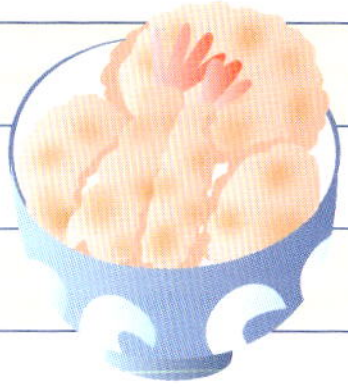
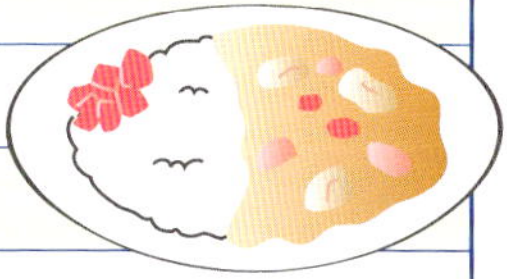

メニュー選びのポイント

- ●丼ものやめん類よりも、定食やセットものにする
- ●肉料理や揚げ物よりも、魚料理などの和食中心にする
- ●野菜料理を1品プラスする
- ●食後はコーヒーよりも、野菜ジュースやトマトジュースを飲む
- ●ごはんは少なめにしてもらう
- ●量が多いと思ったら、完食せずに残す

運動で肥満を予防する

適度な運動が肥満・高尿酸血症を防ぐ

肥満を防ぎ、尿酸値を下げるためには、食事療法とともに適度な運動が欠かせません。

適度な運動には、余分な体脂肪を減らすだけでなく、血管を柔軟にして血流をよくする効果や、善玉コレステロールを増やす効果、インスリン抵抗性*を改善する効果などがあり、高血圧や糖尿病、脂質異常症といった生活習慣病全般の予防に効果がありま す。高尿酸血症や痛風の人は、合併症を防ぐためにも、積極的にからだを動かしたいものです。

ただし、過度な運動は、逆に尿酸値を上昇させることがあるので注意が必要です。

これまであまり運動をしてこなかった人が、ジョギングやサッカー、テニス、ウエイトトレーニングなどといった息も絶え絶えになるような激しい運動を急に行うと、体内での尿酸の合成が促進され、一時的に尿酸値が上昇して痛風発作を誘発することがあるのです。

また、激しい運動をすると血中に乳酸という物質が増え、これが腎臓からの尿酸の排泄を妨げるため、体内の尿酸が増加します。さらに、運動で汗をかきすぎて体内の水分が失われると、血液が濃縮されて尿酸値が上がるとともに、尿酸結晶ができやすくなります。

高尿酸血症や痛風の人にすすめられる運動は、あくまでも適度な運動です。運動に慣れていない人は、軽度の運動からはじめて、徐々に運動強度をあげていくようにしましょう。くれぐれも肩で息をしなければならないような運動は、避けるようにしてください。

用語解説　インスリン抵抗性　インスリンに対する感受性が低下し、インスリンが十分に働いていない状態をいう。

運動がもたらすからだへの効果

運動は肥満・高尿酸血症を防ぐ効果がある。やり方次第ではデメリットもあるので、注意して行う

適度な運動のメリット

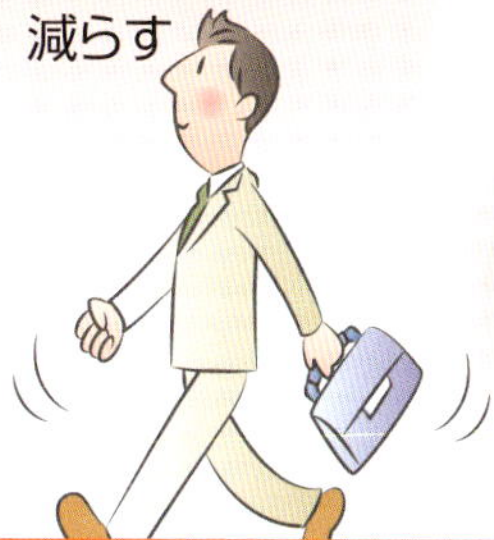

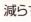

肥満予防
余分な体脂肪を減らす

動脈硬化予防
血管を柔軟にして、血流をよくする

高血圧予防
血圧の上昇を防ぐ

結果として、尿酸値を下げることに役立つ

糖尿病予防
インスリン抵抗性を改善する

脂質異常症予防
善玉コレステロールを増やす

激しい運動のデメリット

体内での尿酸の合成が促進される

腎臓からの尿酸の排泄が抑制される

大量に汗をかくと血液が濃縮されて、尿酸値が上昇する

激しい運動は逆効果。軽めの運動からはじめよう

ベストは軽めの有酸素運動

では、高尿酸血症の人に向いている適度な運動とは、どんな運動なのでしょうか？

運動には、大きく分けて「有酸素運動」と「無酸素運動」があります。有酸素運動とは、酸素をたくさん取り込みながら、ある程度継続して行う運動をいいます。一方、無酸素運動とは、短距離走や重量挙げなどのように瞬発力を必要とする運動をいいます。

まず運動の種類でいうと、高尿酸血症の人に適しているのは有酸素運動、なかでもおすすめなのがウォーキングです。ウォーキングは時と場所を選ばず、相手や道具も必要としないので、誰もが手軽にはじめることができます。また、自分のペースを守りながら、安全に行うことができます。

そのほかの有酸素運動としては、自分のペースで継続できる運動であれば、水泳やサイクリング、散歩などでもかまいません。ジョギングやテニス、ゴルフなども、負担にならない程度であればよいでしょう。要は、自分で運動強度をコントロールできるものを選ぶことが大切なのです。

その運動強度ですが、高尿酸血症の人の場合、最大酸素消費量*の60％を超えるような運動では、一時的に尿酸値が上昇してしまいます。しかし、最大酸素消費量の40％程度の軽い運動であれば、尿酸値は変化しないとされています。ウォーキングならば、楽に会話をしながら歩ける程度です。会話をするのがきついと感じるならば、少し速度を落とすなどして、強度をコントロールします。

時間は、まずは1日30分程度からはじめ、慣れてきたら徐々に時間を長くしていきます。そして、できれば毎日、最低でも週3〜4回は運動するようにしたいものです。長く続けるためにも、苦痛を感じることなく、楽しく行える運動を選ぶことが大切です。

用語解説　最大酸素消費量　1分間に体内に取り込まれる酸素の最大量のこと。全身持久力を評価する指標になる。

おすすめの有酸素運動と運動強度

自分にあった運動をみつけて続けよう

おすすめの有酸素運動

- ウォーキング
- ジョギング（ゆっくり）
- 水泳
- 体操
- 水中ウォーキング
- 散歩
- サイクリング
- テニス（軽い打ち合い）

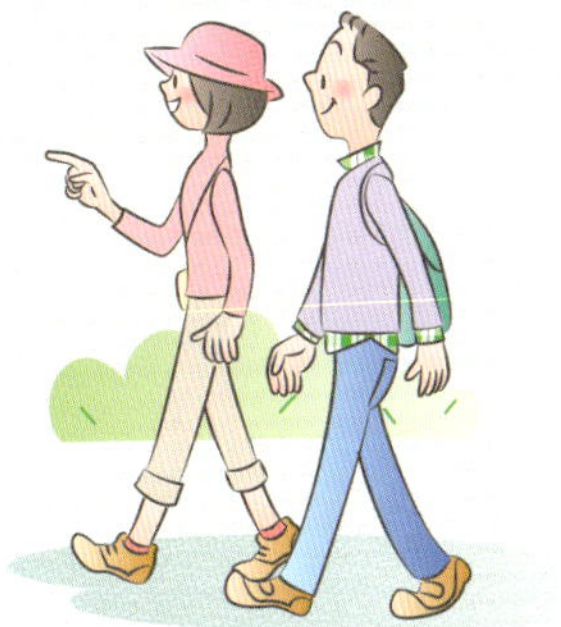

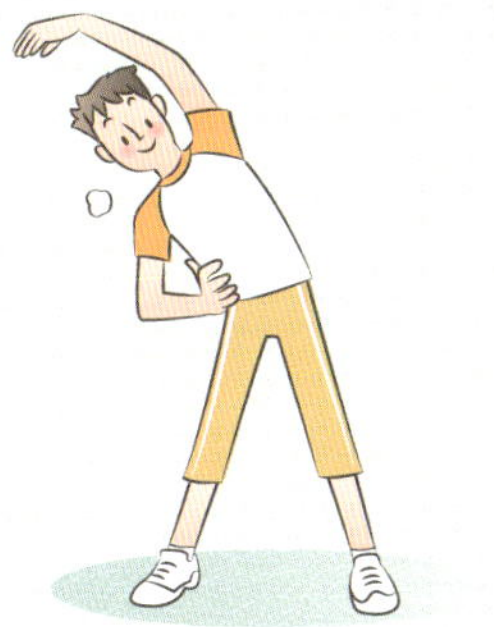

脈拍数で運動強度をチェック

3～4分間運動し、その場で脈拍を15秒間測る。これを4倍したものを1分間の脈拍数とする

最大酸素消費量の40%程度の目安

年代	脈拍数／1分間
30歳代	110回
40歳代	105回
50歳代	100回
60歳代	100回

生活活動で運動量を増やすコツ

運動は、できるだけ毎日継続して行うのが理想です。しかし、仕事が忙しい時期などは、わざわざ時間をつくって運動するのは難しいという場合もあるでしょう。だからといって、運動をあきらめる必要はありません。

私たちは毎日活動しています。とくに意識していなくとも、運動以外の仕事や家事などで結構エネルギーを消費しているのです。毎日の日常生活でのエネルギー消費を増やすことができれば、運動できなかった分を取り戻すことができます。

ただし、そのためには意識して動くことが必要です。

たとえば、「エスカレーターやエレベーターをやめて階段を使う」、「ひと駅手前で電車を降りて歩く」「買い物はこれまでよりも遠くのコンビニへ」などというのは、よくいわれる基本的なことです。

さらに運動を意識するならば、

- 電車のなかで吊り革につかまるときは、爪先立ちになったり、吊り革を強く握るようにする。
- 横断歩道で信号待ちをするときは、かかとの上げ下ろしをする。
- 駅まで歩くときは、腹筋に力を入れて、背筋をシャキッと伸ばす。
- デスクワーク中は、時々そろえたひざを持ち上げて、足を浮かす。また、肘かけにぐっと力を込めて、腕力でお尻を浮かせてみる。

などを実践してみましょう。

生活の中には、工夫次第で運動になりそうなことがたくさんあります。便利な生活に慣れていると、ちょっとした運動もおっくうに感じられるかもしれませんが、日々の積み重ねは決して無駄にはなりません。面倒がらず、からだを動かすことを習慣にすることが大切です。

生活の中に運動を取り入れよう！

日常生活の中でも、常に運動を心がけよう

電車の中で

吊り革につかまり、
爪先立ちをする

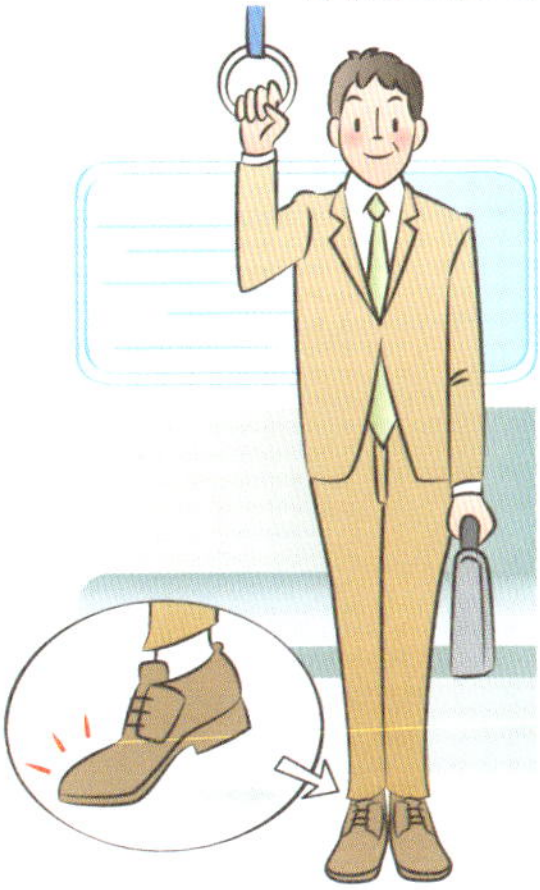

信号待ちで

かかとの上げ
下げをする

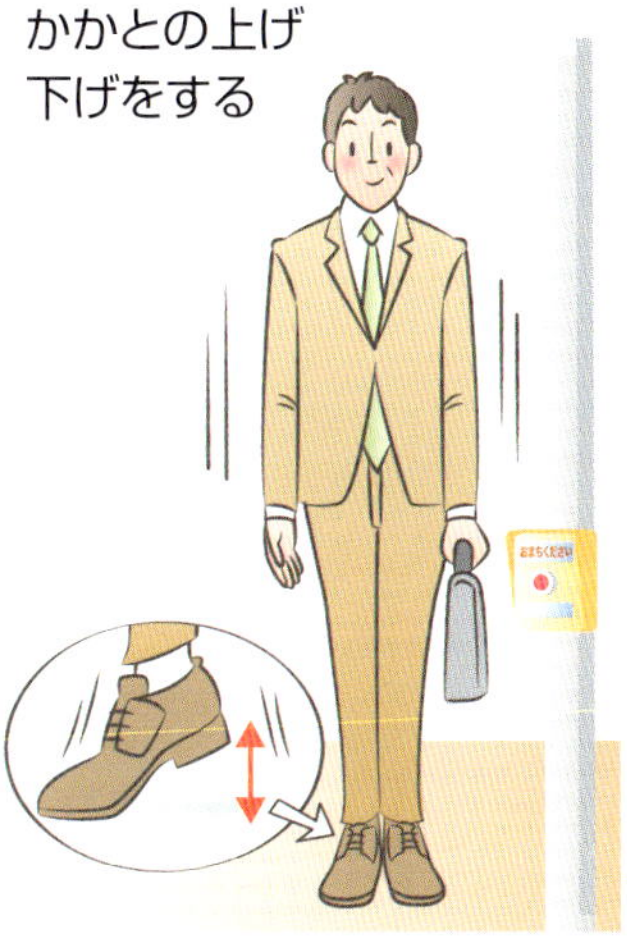

駅まで歩くとき

腹筋に力を
入れて、背筋をシャキッと伸ばす

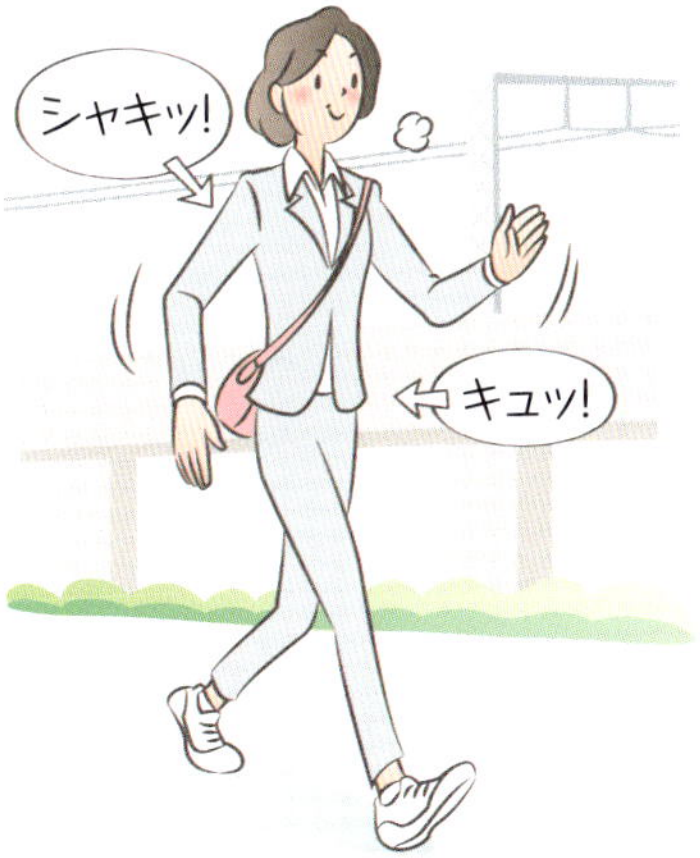

デスクワーク中に

イスに座っているときは、時々
そろえたひざを持ち上げて、
足を浮かす

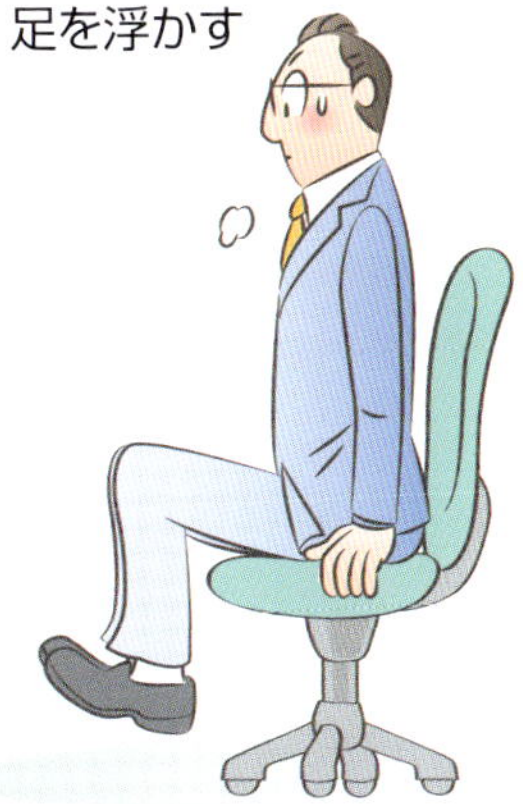

ストレス対策もしっかりと

ストレスの原因を見つけ、ためこまない

　ストレスは、高尿酸血症をはじめとするあらゆる生活習慣病の大きな要因となることがわかっています。とくに高尿酸血症では、ストレスによる自律神経の乱れが、尿酸の産生を過剰にするとともに、尿酸の排泄を低下させると考えられています。

　しかし、現代社会はストレス社会などともいわれ、現代人とストレスは切り離せない関係にあります。厚生労働省の『国民生活基礎調査（平成25年）』によると、日常生活において悩みやストレスがあると答えた人（12歳以上）は48・1％でした。日本人の2人に1人が、何らかのストレスを感じているということです。では、残りの半数の人は、まったくストレスを感じていないのかといえば、そうとは限りません。忙しすぎてストレスに気づいていないだけかもしれませんし、ストレスなどないと元気に振る舞っている人ほど、実は大きなストレスを抱えているという場合もあります。

　ストレスと上手につき合うためには、ストレスの原因に早めに気づいて対処することが大切です。

　心身にストレスを与える原因は「ストレッサー」とよばれ、次頁に示すように大きく4つに分類されます。なかでも、中高年の男性に多くみられるのは、会社の人間関係や仕事上の問題、家族の問題などの精神的ストレッサーです。また、通勤ラッシュ、過労や睡眠不足、大量の飲酒などもストレッサーになります。

　強いストレスを受けると、心身にはさまざまな症状がサインとして現れます。ストレスのサインを早めにキャッチして、上手にストレスを解消するようにしましょう。

ストレスの原因とストレスサイン

ストレスを受ける要因はたくさんある。ストレスのサインが出たら、ためこまずに上手に解消しよう

◇ ストレッサーの分類 ◇

物理的ストレッサー	**温度や光、音などの環境刺激** 暑さや寒さ、OA機器のディスプレイ、隣人の騒音など
化学的ストレッサー	**薬害、公害、酸素の欠乏・過剰、一酸化炭素など** タバコやアルコール、食品添加物など
生理的ストレッサー	**病気やけが、体調不良など** 過労、睡眠不足、慢性の持病など
精神的ストレッサー	**人間関係の問題、仕事上の問題、家族の問題、不安や悲しみ、怒り、緊張など** 職場の人間関係のトラブル、夫婦げんか、家族との死別、育児、介護など

心身に現れるストレスサイン

- 眠れない、または眠りすぎる
- 食欲がなくなった、または食べすぎてしまう
- お酒やタバコの量が増えた
- イライラしやすくなった
- 集中力が低下した

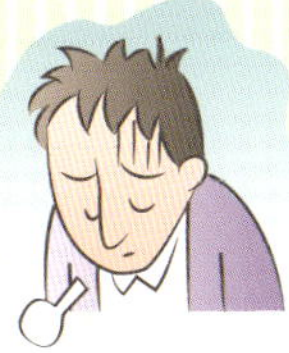

- 気分が落ち込む
- やる気が起こらない
- 疲れがとれない
- 頭痛がする
- 胃痛、下痢、便秘などが続いている

など

上手にストレスを解消する

ストレスのサインをキャッチしたら、無理は禁物です。とにかく「休む」ことを考えましょう。心身ともに完全にリフレッシュできるまで、徹底的に休むのです。ただし、1日中寝てばかりいたのでは、からだは休めても、心はリフレッシュできません。

そこで、普段から自分に合ったストレス解消法を見つけておくことが大切になります。

ストレス解消法は、趣味やスポーツなど、心身がリフレッシュされるものならどんなものでもよいのですが、できるだけストレスの原因から離れられるものが望ましいといえます。

ストレスの原因が職場にあるのならば、仕事に関係のない遊びの要素をもつものがよいでしょう。家庭内にストレスの原因があるのならば、家族と出かけるよりも、1人で楽しめるものの方がストレス解消になるかもしれません。

没頭できるほどの趣味がないという人は、近所の公園や商店街をぶらぶら散歩してみてはどうでしょうか。また、お気に入りの入浴剤を入れて、長めの入浴を楽しむのもおすすめです。

悩みがあるのならば、人に話すと楽になることがあります。家族や友人とワイワイガヤガヤとおしゃべりしたり、愚痴をいい合うだけでも、気分がすっきりするものです。

スポーツは代表的なストレス解消法の1つですが、高尿酸血症や痛風の人は、くれぐれも激しい運動をしないよう気をつけてください。

また、ストレスがたまるとヤケ食いやヤケ酒で発散しようとする人がいます。しかし、いずれも逆効果です。一時的には気分が晴れるかもしれませんが、長期的には動脈硬化を進行させ、肉体的なストレスが増すだけです。心身に負担のかからないストレス解消法を見つけましょう。

ストレス解消法のいろいろ

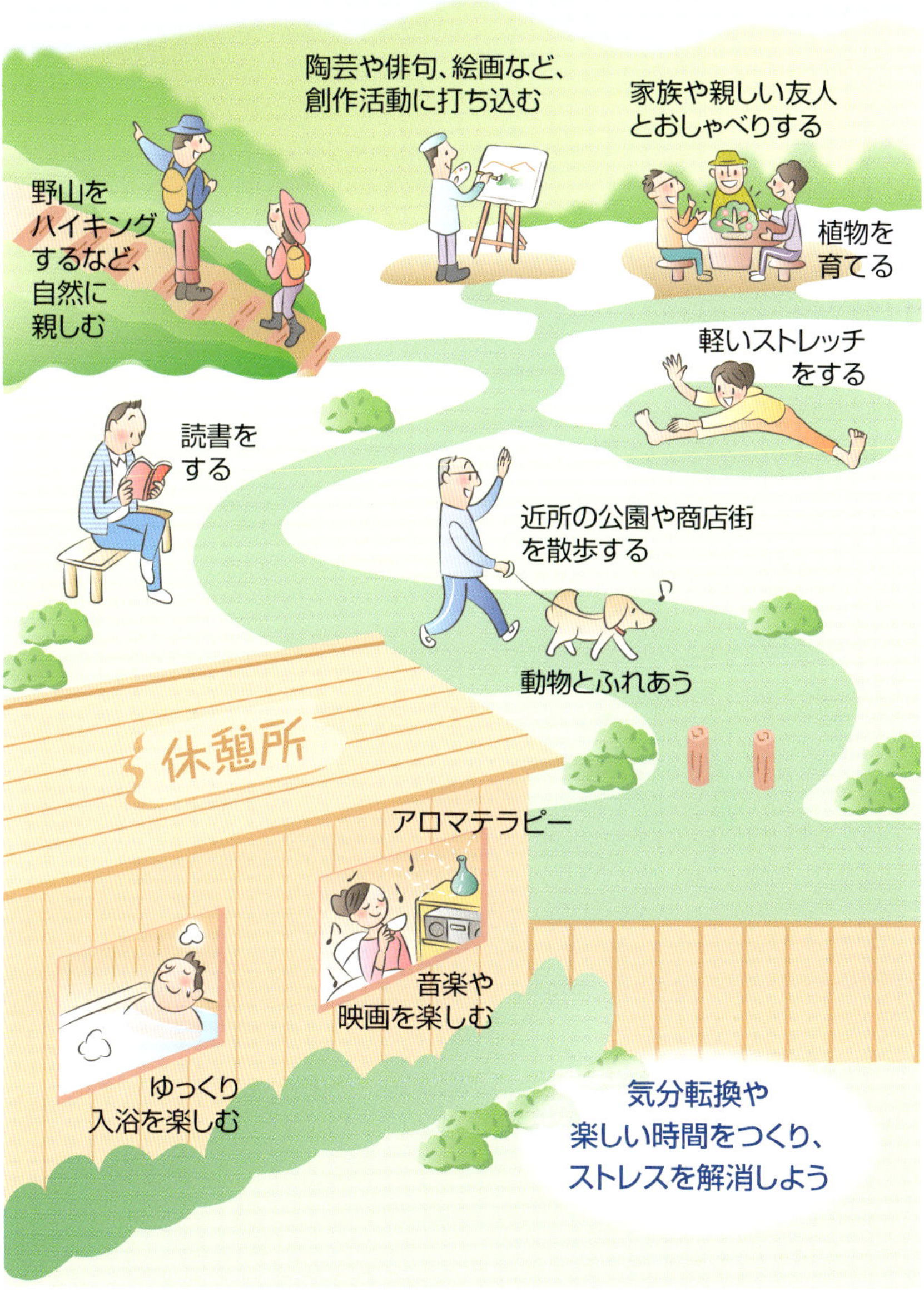
陶芸や俳句、絵画など、
創作活動に打ち込む
家族や親しい友人
とおしゃべりする
野山を
ハイキング
するなど、
自然に
親しむ
植物を
育てる
軽いストレッチ
をする
読書を
する
近所の公園や商店街
を散歩する
動物とふれあう
休憩所
アロマテラピー
音楽や
映画を楽しむ
ゆっくり
入浴を楽しむ
気分転換や
楽しい時間をつくり、
ストレスを解消しよう

自己管理が再発予防の決め手

尿酸値を上げずに、快適な生活を過ごす

痛風という病気は、激痛の発作が治まると、その後はとくに自覚症状があるわけでもなく、あたかも病気が治ってしまったかのように思えるものです。しかし、基礎にある高尿酸血症という病気が治ったわけではありません。発作が治まったあとは、必ず尿酸値をコントロールする治療が必要になります。

しかし、高尿酸血症はこれといった自覚症状がないため、尿酸値をコントロールするための薬物療法は、どこに効いているのかなかなか実感することができません。そのため、治療を続けるには根気がいります。

そこで大切になるのが、「自己管理」です。定期的に通院して、尿酸値を自ら確認すれば、治療の効果を実感することができます。尿酸値が正常範囲に維持されていれば、それは治療のおかげだということです。

尿酸値コントロールのもう1つの柱、生活改善においては、さらに自己管理が重要になります。生活改善を実践するのは患者さん自身です。医師は助言することくらいしかできません。自分自身で生活習慣を管理していかないと、治療は成り立たないのです。

高尿酸血症の治療は、生涯をかけた治療です。なぜ生涯続けなければならないのかといえば、それは発作と命にかかわる合併症を予防するためです。

ただし、尿酸値コントロールのための生活改善を完璧にやりとげようとすれば、逆にストレスを生み出す場合もあります。「完璧」よりも「長続き」をめざして、自己管理をしていきましょう。

尿路結石　64
尿をアルカリ化する食品　134
脳血管障害　58
脳梗塞　58
脳卒中　54

【は行】
皮下脂肪型肥満　42
非ステロイド抗炎症薬　110、116
肥満　18、42
フェブキソスタット　115
副腎皮質ステロイド薬　110
ブコローム　115
不飽和脂肪酸　142
プラノプロフェン　111
プリン体　18、30、130
プリン体含有量　131
フルクトース　132
プレドニゾロン　111
プロベネシド　115
ベタメタゾン　111
変形性関節症　90
ベンズブロマロン　115
膀胱結石　64
飽和脂肪酸　142
発作の極期　110
発作の前兆　112

【ま行】
慢性結節性痛風期　68、78
慢性腎臓病　48、62
慢性腎不全　62
無酸素運動　20、148
無症候性高尿酸血症期　68、80
メタボリックシンドローム　44

【や行】
薬物療法　98
有酸素運動　20、148

【ら行】
レッシュ・ナイハン症候群　48
ロキソプロフェンナトリウム　86

【わ行】
ワーファリン　110

参考文献

- 「メタボリックシンドロームにおける高尿酸血症の意義とその管理―近年の研究からわかってきたこと」（フジメディカル出版）【編集】細谷龍男・下村伊一郎
- 「実地医家にすぐ役立つ　高尿酸血症・痛風診療ハンドブック」（文光堂）【編著】細谷龍男
- 「スーパー図解　痛風・高尿酸血症」（法研）【監修】細谷龍男
- 「徹底図解　痛風」（法研）【監修】西岡久寿樹
- 「痛風・高尿酸血症　これで安心」（小学館）【総編集】中島　弘　【監修】山崎知行・浜口朋也
- 「患者のための最新医学　痛風・高尿酸血症」（高橋書店）【監修】日高雄二
- 「名医の図解　痛風を治す生活読本」（主婦と生活社）【著】鎌谷直之
- 「専門医が答えるＱ＆Ａ　痛風と高尿酸血症」（主婦の友社）【監修】御巫清允
- 「図解　痛風・高尿酸血症を治す！最新治療と正しい知識」（日東書院）【監修】谷口敦夫
- 「尿酸値の高い人がまず最初に読む本　最新版」（主婦と生活社）【監修】谷口敦夫

食習慣　126
食事療法　126
食生活　18
女性ホルモン　16、82
自律神経　22、46
腎盂結石　64
心筋梗塞　54、58
心血管障害　58
腎結石　64
腎障害　60、62
腎性低尿酸血症　66
腎不全　62
水分補給　136
ストレス　22、46
ストレス解消法　154
ストレス対策　152
ストレスのサイン　152
ストレッサー　152
性格　24
生活改善　124
生活活動　150
生活習慣　122
生活習慣病　14
続発性高尿酸血症　28、48

【た行】

耐糖能異常　52
超音波検査　104
痛風　12、68
痛風患者数　12
痛風結節　72、78
痛風腎　60
痛風と間違えやすい病気　88
痛風の検査　104
痛風の症状　76
痛風の診断基準　102
痛風の治療　108
痛風発作　14、68
痛風発作の応急処置　84
痛風発作のきっかけ　75
痛風発作の部位　72
低 HDL コレステロール血症　56
低尿酸血症　66
デキサメタゾン　111
適正食事量　129
糖尿病　52、106
動脈硬化　54、58
トピロキソスタット　115

【な行】

内臓脂肪型肥満　42、124
ナプロキセン　111
Ⅱ型糖尿病　52
二次性高尿酸血症　28、48
尿管結石　64
尿検査　104
尿酸　30
尿酸クリアランス　104
尿酸結晶　26、70
尿酸降下薬　114、118
尿酸産生過剰型　40
尿酸生成抑制薬　114、118
尿酸値　12、26
尿酸値を上げる薬　50
尿酸値を上げる病気　48
尿酸ナトリウム　70
尿酸ナトリウム結晶　60
尿酸排泄促進薬　114、118
尿酸排泄低下型　40
尿酸プール　34
尿中尿酸排泄量検査　104
尿道結石　64
尿毒症　62
尿路　64

索引

【アルファベット】

ADP　32
ATP　20、32、46
CKD　48、62
NSAID　110
NSAID パルス療法　110
X 線検査　104

【あ行】

悪性腫瘍　48
アスピリン　86
アセチルサリチル酸　86
アディポサイトカイン　44
アディポネクチン　44
アデノシン三リン酸　20、32
アデノシン２リン酸　32
アルコール　138
アロプリノール　115
Ⅰ型糖尿病　52
一次性高尿酸血症　28
遺伝　24
イブプロフェン　86
飲酒制限　138
インスリン　52
インスリン抵抗性　52、146
インドメタシン　111
運動　146
運動習慣　20
栄養バランス　128
エコー検査　104
エストロゲン　16、82
塩分　140
オキサプロジン　111

【か行】

外食メニュー　144
外反母趾　94
核酸　32
合併症の検査　106
果糖　132
化膿性関節炎　92
カロリーオーバー　128
間欠期　68
関節リウマチ　90
偽痛風　92
急性痛風発作期　68
狭心症　58
クレアチニン　104
血清尿酸値　12
結石　36、64
血中尿酸値　12
血糖値　52
減塩　140
原発性高尿酸血症　28
高インスリン血症　52
高 LDL コレステロール血症　56
高血圧　54、106
膠原病　90
高中性脂肪血症　56
高尿酸血症　12、26
高尿酸血症の合併症　52
高尿酸血症の診断　96
高尿酸血症の治療法　96
更年期　82
コルヒチン　112、116
コルヒチン・カバー　112
混合型　40

【さ行】

脂質　142
脂質異常症　56、106
脂肪細胞　44

■監修
細谷 龍男（ほそや・たつお）
東京慈恵会医科大学名誉教授、慢性腎臓病病態治療学教授。
1974年東京慈恵会医科大学卒業。78年同大学大学院医学研究科修了。79年同大学第二内科入局。96年同大学内科学講座第2助教授、97年同教授を経て、2013年より現職。日本内科学会（理事）、日本腎臓学会（理事）、日本リウマチ学会（評議員）、日本痛風・核酸代謝学会（理事長）など幅広く活躍。多くの診療ガイドライン策定にも関わる。主な著書としては『透析患者合併症のマネジメント』（医薬ジャーナル社）、『腹膜透析療法マニュアル』（東京医学社）、『スーパー図解 痛風・高尿酸血症』（法研）ほか多数。

ウルトラ図解 高尿酸血症・痛風

平成27年12月17日　第1刷発行

監修者　細谷龍男
発行者　東島俊一
発行所　株式会社 法研
〒104-8104　東京都中央区銀座1-10-1
販売 03(3562)7671 ／編集 03(3562)7674
http://www.sociohealth.co.jp
印刷・製本　研友社印刷株式会社
0102

ISBN 978-4-86513-169-7 C0377　定価はカバーに表示してあります。